U0350099

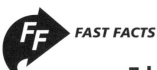
FAST FACTS

肿瘤临床试验
Clinical Trials in Oncology

设计、实施及解读
The fundamentals of design, conduct and interpretation

原　著　Allan Hackshaw
　　　　Gavin CE Stuart

主　译　李文斌

副主译　江　波

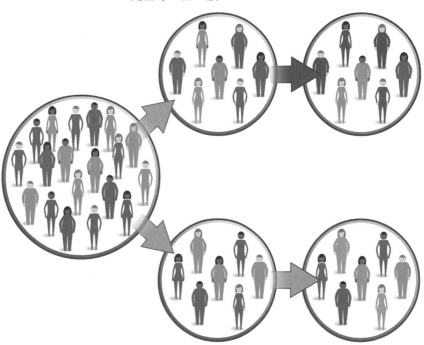

人民卫生出版社
·北　京·

版权所有，侵权必究！

Hackshaw, Allan（London）
Stuart, Gavin C. E.（Vancouver, BC）
Fast Facts: Clinical Trials in Oncology
The fundamentals of design, conduct and interpretation
ISBN: 978-1-912776-73-3

THIS BOOK IS COPYRIGHT-PROTECTED. PLEASE NOTE THAT
ANY DISTRIBUTION IN WHOLE OR IN PART REQUIRES WRITTEN
CONSENT FROM S. KARGER Publishers Ltd, ABINGDON.

图书在版编目（CIP）数据

肿瘤临床试验：设计、实施及解读 /（英）艾伦·
海克肖（Allan Hackshaw），（加）加文·CE·斯图尔特
（Gavin CE Stuart）原著；李文斌主译 . —北京：人
民卫生出版社，2023.4

ISBN 978-7-117-34689-4

Ⅰ.①肿…　Ⅱ.①艾…　②加…　③李…　Ⅲ.①肿瘤 –
临床药学 – 药效试验　Ⅳ.①R979.1

中国国家版本馆 CIP 数据核字（2023）第 056125 号

人卫智网	www.ipmph.com	医学教育、学术、考试、健康，购书智慧智能综合服务平台
人卫官网	www.pmph.com	人卫官方资讯发布平台

图字：01-2021-5357 号

<hr>

肿瘤临床试验：设计、实施及解读
Zhongliu Linchuang Shiyan：Sheji、Shishi ji Jiedu

<hr>

主　　译：李文斌
出版发行：人民卫生出版社（中继线 010-59780011）
地　　址：北京市朝阳区潘家园南里 19 号
邮　　编：100021
E - mail：pmph @ pmph.com
购书热线：010-59787592　010-59787584　010-65264830
印　　刷：北京瑞禾彩色印刷有限公司
经　　销：新华书店
开　　本：710 × 1000　1/16　　印张：5.5　　字数：102 千字
版　　次：2023 年 4 月第 1 版
印　　次：2023 年 5 月第 1 次印刷
标准书号：ISBN 978-7-117-34689-4
定　　价：80.00 元

打击盗版举报电话：010-59787491　E-mail：WQ @ pmph.com
质量问题联系电话：010-59787234　E-mail：zhiliang @ pmph.com
数字融合服务电话：4001118166　E-mail：zengzhi @ pmph.com

原著前言

近几十年来,癌症治疗不仅在药物研制、放疗、外科手术以及细胞和基因治疗等方面都取得了显著进展,而且分子靶向治疗和免疫疗法的兴起也从根本上改善了肿瘤患者的生存结局,同时生物标志物的识别对于患者的治疗策略和干预措施提供了更精准和更个体化的有效方式。另外,全身和化疗药物也被用于高危人群的癌症预防。

肿瘤学方面的临床试验在制药行业、学术机构和公共卫生部门实施会面临若干挑战。合适的指标选择和试验结果的测量以及目标人群的定义是关键的考虑因素。例如,越来越多的治疗方案使比较指标的选择变得更加困难,而且治疗标准在试验过程中可能会发生改变。此外,监管机构、支付者(医疗保健提供者)、临床医生和患者通常对治疗效果存在不同的期望,均需纳入考虑。分子图谱(通过高灵敏度和更便宜的实验室测试得到)的使用增加导致确定的肿瘤类型中较小亚组的患者被识别,因此,大型随机试验可能不可行,需要替代方法。

本书在第一章描述了临床试验的基本特征,并简单介绍了第二、三和四章的基本框架。第二、三和四章重点研究了在药物Ⅰ~Ⅲ期试验中的主要影响因素。第五章主要讲述外科手术、放疗和其他先进治疗方法中的试验设计。第六章概述了建立和实施一次试验所需要的流程和记录方法。第七章讲述了试验数据的使用方式,其中包括出版的重要性、在许可和市场准入中的作用,以及真实世界证据的价值体现。本书专注于肿瘤患者治疗相关的临床试验,但同样的设计、分析和解释原则也适用于预防、诊断和支持性护理干预。

本书为医学、药学及交叉学科的专家们提供了当代肿瘤试验设计实施的简单观点,进而提高他们对于已出版试验证据的辩证思考能力。

Allan Hackshaw
Gavin CE Stuart

译者名单（按姓氏笔画排序）

王　欣　首都医科大学附属北京世纪坛医院　肿瘤营养与代谢中心
王宝峰　华中科技大学同济医学院附属同济医院　神经外科
仇　波　中国医科大学附属第一医院　神经外科
田新华　厦门大学附属中山医院　神经外科
江　波　首都医科大学附属北京天坛医院　肿瘤综合治疗中心
牟永告　中山大学肿瘤防治中心　神经外科
李文斌　首都医科大学附属北京天坛医院　肿瘤综合治疗中心
李雨泽　黑龙江省医院　临床营养科
李蕴潜　吉林大学白求恩第一医院　神经外科
杨　杰　中南大学湘雅医学院附属肿瘤医院　神经外科
宋　涛　中南大学湘雅医院　神经外科
张　蓉　首都医科大学附属北京天坛医院　肿瘤综合治疗中心
张维春柏　首都医科大学附属北京天坛医院　肿瘤综合治疗中心
林　艺　首都医科大学附属北京天坛医院　肿瘤综合治疗中心
郝春成　哈尔滨医科大学附属肿瘤医院　放疗科
胡　漫　山东第一医科大学附属肿瘤医院　放疗科
胡广原　华中科技大学同济医学院附属同济医院　头颈肿瘤科
徐伦山　陆军军医大学陆军特色医学中心　神经外科
康　庄　首都医科大学附属北京天坛医院　肿瘤综合治疗中心
康春生　天津医科大学总医院　天津市神经病学研究所
彭　玥　首都医科大学附属北京天坛医院　肿瘤综合治疗中心
蔡　润　重庆大学附属肿瘤医院　神经肿瘤外科

中文版序

习近平总书记在党的二十大报告中强调:"必须坚持科技是第一生产力、人才是第一资源、创新是第一动力。"临床研究工作是生物医药领域新药物、新医疗器械和新的手术方式、治疗手段创新最重要的环节,是任何基础理论研究、动物实验研究所不能取代的重要研究内容,也是检验新药物、新医疗器械进入市场前的最后一道门槛,是守护人民健康、论证安全性和有效性的关键手段。

近十年来,生物医药领域的蓬勃发展推动了临床研究工作的发展,也对临床研究工作的标准化和规范化提出了更高的要求。李文斌教授不仅积极开展药物临床试验研究工作,而且在既定临床研究方案上发现线索,提出了临床研究的再研究、再创新,展现出新药临床研究的重要科学意义,不仅是严格执行方案,验证药物的疗效和安全性,也不仅是医疗服务工作,更多的是从研究方案设计、定型、执行到再发现,不断创新和深入的过程。

为了培养更多的药物临床试验人才,规范临床试验研究工作,李文斌教授组织翻译了 Karger 出版集团在线课程的配套教材《肿瘤临床试验:设计、实施及解读》。该书介绍了临床研究的基本原理和方法学,覆盖了从基础到实践的全部过程,并且就临床研究结果分析、发表等后继工作也进行了专题阐述。全书描述了临床试验的基本特征以及药物Ⅰ~Ⅲ期试验的主要影响因素;介绍了试验设计、试验流程和试验数据的使用方式。全书极其精悍、易读,作为进入临床研究领域的学习用书和随手查阅的口袋书更为适宜。

《肿瘤临床试验:设计、实施及解读》的翻译出版,是李文斌教授组织全国各地的相关专家在临床研究工作的规范化和标准化上所做的工作,希望通过举办专题学习班、组织学术研讨会等多种形式,把临床研究规范化和标准化的工作进行下去。同时也希望中国的专家,撰写出更切合国情的临床研究指南或者工作手册,走引进—消化吸收—更高层次发展的道路,做出中国特色。

中国工程院院士
中国医学科学院药物研究所
2022 年 12 月 16 日

目录

1 第一章
临床试验的基本特征

本章概述肿瘤临床试验的主要特征,同时为后续章节提供基本框架。很少有新药能经历从实验室发现到临床实践的全过程。在 2003—2011 年研究的肿瘤药物中,只有 7% 能获得美国食品药品管理局的批准[1]。现代试验为制药行业[2,3]、学术机构及公共卫生部门带来各种各样的挑战,其中包括行政管理上的负担和高昂的成本。尽管如此,临床试验在预防和治疗研究中仍将发挥重要作用。

定义

临床试验是一项试验性研究,是对试验中部分或全部研究对象实施他们通常不会受到的干预。

大部分干预方法从开始研究到推荐用于日常治疗这一过程,通常需要 5~15 年的时间。在此期间,几项临床试验将提供其利与弊的有效证据(图 1.1)。药物和某些医疗设备需要获得上市许可证,然后通过一系列市场准入程序以便将它们提供给特定的患者群体(详见于第七章及表 7.1)。

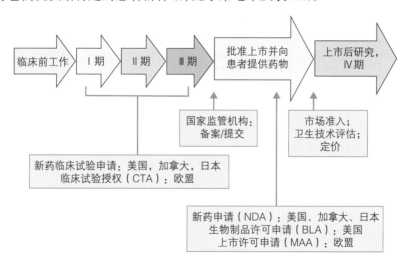

图 1.1　药物研发过程。不同阶段将会组合,如 Ⅰ/Ⅱ 或者 Ⅱ/Ⅲ。上市许可和市场准入将于第七章进行探讨

1

临床试验分为Ⅰ~Ⅳ期,每一阶段均有不同的研究目的和设计(表1.1)。表1.2概述了临床试验的主要设计原则和特征,其余部分将在后续章节作进一步说明。这些原则和特征,同研究的合理性、干预措施的生物学合理性、特定的研究目的、Ⅰ~Ⅳ期的描述说明、试验招募的过程、安全监督及统计学分析的概述共同构成了试验方案。

表 1.1　临床试验的主要特点

阶段	典型患者人数	设计	主要目标
Ⅰ 期	<50 名	通常至少有一个患者队列和开放标签可以是人群中第一个	• 显示足够的安全性 • 寻找毒性可耐受的剂量(药物或放疗) • 检查生物学和药理作用
Ⅱ 期	每组 30~100 名	可能是单臂或有多个臂,包括对照(控制)	• 获得疗效的初步估计 • 进一步评估毒性 • 可能会告知Ⅲ期试验的设计
Ⅲ 期	数百或数千名患者	必须是随机的并包括一个对照组	提供明确的证据证明新疗法是否优于对照(优效性)、同样有效(等效)或没有实质更差但具有其他优势(非劣效性)
Ⅳ 期 *	数百或数千名患者	来自现实的患者通常不是随机的	• 在常规实践中使用新疗法后监测人群的疗效和安全性 • 可识别在Ⅱ期或Ⅲ期试验中的罕见不良事件

* 也称为上市后监测/药物警戒研究。

表 1.2　临床试验的主要设计特点

特点	说明
符合条件的患者群体	可以招募哪些患者(纳入和排除标准)
干预	新治疗和比较治疗的详细信息,以及是否使用随机化和盲法(安慰剂)
结果测量(终点)	主要:1 个被认为与临床最相关的终点(有时是 2 个或 3 个) 次要:支持性证据转化研究:血液、组织或尿液样本中的生物标志物,或成像扫描
随访	临床就诊和评估的类型、数量和时间安排,以及测量结果和监测患者安全所需的生物样本采集
样本大小	所需患者数量的理由,通常是为了证明主要终点有统计学上的显著差异

研究目的

每个试验将有不同的目的、目标或者假设。研究目的通常与明确定义的研究结果的定量测量方法相关。主要研究目的旨在告知如果达到目标，试验后会发生什么，例如在实际应用或后续研究中的变化。一个简单的主要研究目的将决定与标准药物 Z 相比，药物 X 是否提高了癌症 Y 患者的总生存期（overall survival，OS）。再如，外科手术前给予药物 A（作为新辅助治疗）是否会保证完整和顺利地肿瘤切除。

次要研究目的（结合相应的试验结果测量方法）会提供支持性证据，但仍能影响决策。次要研究目的包括安全性和治疗的依从性，可以为干预措施的进一步研究提供线索，（例如某些患者是否比其他患者获益更多），也可以发现诊断性或预测性指标。

Ⅲ期试验和许多Ⅱ期试验具有如下效果目标的一条或几条：

- 优效性：新的治疗方法相较于对照组（或现行治疗标准）更有效
- 非劣效性：新的治疗方法不比对照组效果差
- 等效性：新的治疗方法与对照组的效果相同

大部分试验是优效的或非劣效的。对于非劣效性或等效性试验，新治疗方法要更安全、更经济、更方便实施或者有更好的健康相关生活质量。

研究对象

研究对象在某个治疗时点被纳入研究，研究人员将识别并选择符合标准的潜在研究对象。试验方案将明确研究对象的纳入排除标准。纳入排除标准是为了确保试验研究对象是能够受益的患者且所受的危害较小。肿瘤分子图谱和特定生物标志物的识别被广泛应用于试验研究对象的甄别和选择，尤其是对于靶向药物的研究。

主要的纳入排除标准：

- 通过组织病理学和（或）影像学结果对肿瘤及不同阶段进行明确诊断
- 通过量表筛选的研究对象要具有足够的健康情况以耐受新的治疗方法
- 无严重疾病或并发症，例如严重的肝或肾功能异常患者可能会由于干预措施而加重疾病，同时与量表之间可能会相互影响
- 未曾接受与试验中治疗方法相似的措施（如同种或同类药物）

量表是一个与生存和预后密切相关的标准。因此，许多试验都会对研究对象的评分标准作出限制，如需要达到东部肿瘤协作组织（Eastern Cooperative Oncology Group，ECOG）评分为 0~2 分或卡诺夫斯基评分（Karnofsky score）为 60%~100%（表 1.3）。

表 1.3 用于确定患者接受试验干预的适合程度的常用量表

ECOG 评分	卡诺夫斯基评分
0 完全活跃 1 能走动,能够进行轻度工作,但剧烈的体力活动有限 2 能自理但不能工作 3 自我照顾能力有限,清醒时间超过 50% 只能卧床/靠椅 4 完全残疾,不能自理,完全受限于床/椅	80~100 能够进行正常的活动和工作;不需要特别照顾 50~70 能够在家中自我照顾,满足大多数个人需求(在不同程度的帮助下),但无法工作 0~40 不能照顾自己;需要同等的机构或医院护理

青少年的肿瘤临床试验需要考虑特殊因素,如药物剂量(通常与成人不同)、毒性管理(更严格的安全监督)和健康相关生活质量的评估(设计专门调查问卷由其家长或监护人完成)。明确规定青少年临床试验标准。

干预措施

新的(试验)干预措施是为了针对不同的肿瘤类型创造新的治疗方法。例如,针对实体瘤和许多淋巴瘤的一线和二线用药,针对急性白血病和骨髓瘤的诱导或强化(巩固)治疗,或者辅助或新辅助治疗。所评估的干预措施会在试验方案中进行详细的阐述,确保其在不同试验中心均能获得正确且一致的结果,同时监管机构和伦理审查委员会也将了解试验中安全性方面可能存在的影响。

试验药物治疗可能是将早已应用于常规治疗的获批药物结合其他治疗而形成新的治疗策略,或将其应用于不同的疾病研究中,而不仅仅只局限于原有治疗领域;同时试验药物也可以是未经许可(创新)的药物,即因其作用机制新颖且独一无二的首创新药。任何一个被用于治疗或预防癌症的药物或微量营养素都可以被称为试验药物。

对于所有将被评估的试验药物,试验方案中必须包括给药方式(如口服、静脉注射或输液)、剂量、频率和持续时间。试验方案中也会讨论干预措施可能发生的任何改变,以及干预措施将被推迟、减少或停止的情况。然而,治疗肿瘤的医生们可能会为了患者的利益最大化而忽略这些。试验方案中也会明确规定辅助性治疗措施,包括标准支持性治疗(例如预防性止吐药物)。

对于放疗,试验方案中必须规定治疗或短程治疗的剂量、数量和时间。在外科手术过程中,关键的技术和解剖方法虽被指出,但试验方案仍允许外科医生使用自己首选的仪器设备或手术技巧。

临床试验可以评估单一的干预措施或一组治疗方法(如几种药物,或药物与放疗或外科手术的结合)的效果。

对照

Ⅲ期随机临床试验和许多Ⅱ期研究都包含一组接受对照治疗的研究对象,设立对照是判断新的干预措施临床价值最有效、可靠的方法。

对照分类:

• 标准疗法(standard of care,SOC):是现行临床治疗中推荐的方法,在不同地区和国家间存在差异,在试验进行中可能发生改变。

• 最佳支持性治疗(best supportive care,BSC):适合患者的任何形式的姑息治疗方法。

在开放性试验中,研究对象和研究人员均了解干预措施的分配情况。然而,当安慰剂的使用可行且符合伦理学标准,则被认为是随机试验的金标准。使用安慰剂可以减少患者或临床医师产生的偏倚,即所谓的"安慰剂效应",在安慰剂效应中,研究对象和研究人员可能会使研究结果偏向于新的治疗方法而非对照疗法,进而造成对疗效差异的错误推断。

安慰剂可以是无害的药片、设备或其他干预措施,它的外观(通常是味觉和嗅觉)与试验治疗药物极为相似但却没有已知的治疗效果。安慰剂除了可以应用于标准疗法对照和最佳支持性治疗,也可以单独使用。

双盲试验是研究对象和研究人员均不了解干预措施的分配情况,即不知道参与者接受的是主动性治疗还是安慰剂。在单盲试验中,通常只有受试者不了解干预措施的分配情况。

随机化

随机化(随机分配)对于减少混杂和偏倚来说至关重要。混杂是指患者或肿瘤特征在基线信息方面存在差异,进而导致在不同干预措施间终点结局的错误推断。偏倚是指在研究对象的选择、干预措施的分配以及在评估过程中研究对象的管理、行为或反映都会导致对终点结局的错误推论。混杂和偏倚可以使实际无效的新治疗方法变得有效,进而隐藏其真实疗效,或者高估或低估新的治疗方法的效果。

随机化确保试验组和对照组的基线特征是具有可比性的,以至于得到如下结论:任何一个可观察到的研究结局的差异都是归因于干预措施的分配而不是混杂或偏倚。研究对象和研究人员都不会对干预措施的分配产生影响。计算机程序可以帮助随机分配研究对象;该软件可以被定制,也可以通过商业渠道或免费获得。该软件包括交互式语音识别系统(电话随机)以及网络服务。

研究结局的测量(终点结局)

治疗效果采用了定量测量方法,分为以下 4 类指标:

- 效力
- 安全性(副作用或毒性)
- 治疗依从性
- 患者报告的结局指标(例如健康相关生存质量)

效力 在 Ⅱ 期和 Ⅲ 期研究,主要试验目的包含一个主要和两个共同主要的终点结局。同样的,次级研究目的也将用次级结局指标加以验证。医疗领域专家们常针对不同效力的结局指标所产生的科学价值和临床相关性进行争论,当然这一切都依赖于肿瘤的类型、阶段或治疗方法的种类(如药物类)。推荐使用如下结局指标:对于实体瘤,肿瘤反应取决于与基线测量结果相比较,病变是否增大或减小,或者保持不变,又或者治疗后出现新的病变。肿瘤反应由影像学(X 线、CT、MRI、PET)结果来决定,同时也需要建立起类似于实体瘤反应评估(Response Evaluation Criteria in Solid Tumors,RECIST)的标准,其中肿瘤大小的改变分为 3 类:完全或部分缓解(complete or partial response,CR 或 PR)、稳定(stable disease,SD)或进展(progressive disease,PD),包括新病变的出现。

肿瘤反应 既可以定义为每个研究对象最典型的反应,也可以被认为是治疗期结束时(如 6 个周期后)的反应。治疗效果的测量指标包括总体响应率(overall response rate,ORR,需要计算 CR 或 PR)和临床受益率(需要计算 CR、PR、SD)。而血液系统的肿瘤有其独立的反应标准,根据血液和骨髓样本可以得到如下结果:完全缓解或反应(无临床或影像学证据)和微小残留病灶(在治疗期间或治疗后,少量癌细胞残留于血液或骨髓中)。新辅助疗法的评估过程中,术后病理性 CR 为主要结局指标。

生物样本中测量的效应生物标志物 通常作为替代终点结局,如卵巢癌的肿瘤抗原 125(CA125)、乳腺癌的 Ki67 及前列腺癌的前列腺特异性抗原(prostatespecific antigen,PSA)。新标志物的敏感性和可靠性有待确定。

时间至事件结局指标 例如 Kaplan-Meier 生存曲线中的 OS(表 1.4)指的是每一试验组中结局事件随时间变化的累积风险。不同的时间至事件结局指标的优缺点见表 1.5。

"严格"和替代终点 OS 因其具有明显且直接的影响而被当作"严格"的终点结局指标。健康相关生活质量也因其能反映研究对象的身体和心理状况而被认为是"严格"的终点结局指标。替代终点结局指标则包含肿瘤反应、生物标志物以及无进展生存期(progression-free survival,PFS)。替代终点临床意

表 1.4 常用的时间结果测量

结果测量	什么定义了事件 *;审查所有其他患者
总生存期(OS)	• 任何原因导致的死亡
无病/无复发生存期(DFS/RFS)	• 目标癌症的首次复发/再复发 • 首次发生继发性恶性肿瘤(有时排除在 RFS 之外) • 任何原因导致的死亡
无进展生存期(PFS) 反应持续时间(DOR) 临床受益持续时间(DCB)	• 癌症进展的第一个迹象 • 任何原因导致的死亡
癌症特异性生存	• 死于相关癌症
治疗失败时间(TTF)	• 癌症进展的第一个迹象 • 任何原因导致的死亡 • 停止试验治疗
下一次(抗癌)治疗的时间(TTNT)	• 出于任何原因开始新的抗癌治疗 • 任何原因导致的死亡

* 当患者经历多个事件时,仅使用第一个事件的日期。进展或复发的日期基于临床检测(通常通过成像或生物标志物),而不是生物学上出现的时间。任何没有感兴趣事件的患者都会被审查,通常使用他们最后一次就诊的日期。

无事件生存期(EFS)可以具有与 DFS 或 PFS 相同的定义,因此了解什么构成事件非常重要。

DFS 和 RFS 通常用于早期(可治愈)癌症,而 PFS、TTF 和 DOR 通常用于晚期疾病。

表 1.5 事件发生时间终点的优势和局限性

优势	局限 *
OS • 易于定义和精确测量 • 客观的 • 被患者理解	• 受交叉 † 或后续抗癌治疗的影响(对 OS 的治疗效果被稀释或掩盖) • 可能需要较长的随访时间才能观察到足够多的事件
PFS、DFS、TTF 和 TTNT • 比 OS 更早评估并且事件更多,因此需要更小和/或更快的试验 • 不受交叉 † 或后续抗癌治疗的影响 • TTF/TTNT 有时与患者和医疗保健支付者相关	• 受评估偏倚的影响(尤其是在开放标签研究中) • 某些癌症的临床价值不确定(HTA 机构可能不接受) • PFS/DFS 取决于评估频率 • TTNT 不容易指定,因为可能有各种原因开始下一次治疗

续表

优势	局限*
DOR 和 DCB	
● 表示受益时间长度（患者理解）	● DOR 通常仅基于所有患者的一个子集，即 CR 或 PR 患者
● 持续时间长可能反映早期反应	
● 可能会延迟到下一条治疗线	● DCB 仅基于 CR、PR 或 SD 患者
● 长 DOR 可能反映其 Kaplan-Meier 曲线处于平稳状态	● 基线特征可能不平衡（潜在的混淆）

* 应用于本节中的所有端点，除非指定了特定的端点。

† 当对照组的患者出现疾病进展，然后他们在试验期间接受试验治疗时，就会发生交叉。

DCB，临床受益的持续时间；DFS，无病生存期；DOR，反应持续时间；HTA，卫生技术评估；OS，总生存期；PFS，无进展生存期；TTF，治疗失败时间；TTNT，下一次（抗癌）治疗时间。

义尚未明确，因为肿瘤的增长（如影像学结果显示增长 30%）并不意味着伴随症状的产生，同时也不需要及时治疗，替代终点结局的改善并不能导致"严格"的终点结局获益。

一个好的替代终点结局应该与 OS（或其他可接受的严格的结局指标）高度相关，两者之间的治疗效果（如风险比）的关系也应是密切的。在晚期卵巢癌和结直肠癌中，无进展生存期 PFS 可以作为 OS 的替代指标；在少数实体瘤和血液系统肿瘤治疗中，PFS 已成为新治疗措施上市许可的基础（但是完善的 OS 数据仍被我们所需要）。然而，在某些情况下，卫生技术评估（health technology assessment，HTA）机构/卫生保健支付者可能会拒绝使用 PFS 这一指标。

安全性　不良事件可能是有症状的（如药物引起的恶心和腹泻、神经损伤或术后出血），也可能是血液或尿液中可能伴随或不伴随身体症状的异常生化指标（如异常肾功能检测指标）。国际不良事件通用术语标准（Common Terminology Criteria for Adverse Events，CTCAE）根据不良事件的严重性对其进行分类。在试验分析过程中需要检测以下指标：

● 发生任何等级不良事件的研究对象的数量或百分比，或重点关注严重事件（3~5 级），有时需考虑不良事件被解决的速度以及发生不良事件的研究对象是否容易治疗。

● 与治疗相关的死亡。

治疗依从性　定量测量研究对象对治疗措施的依从性非常重要（有时也被称为治疗服从性），因为低依从性可能意味着研究对象无法接受不良事件或降低试验研究效率。依从性定义方式有几种，例如每位患者完整治疗周期的数量或治疗持续时间（以月为单位），或有以下情况的患者：

● 未开始新的或对照治疗措施（或在外科试验中未接受分配治疗）。

- 开始治疗措施后未完全接受规定剂量(原因包括剂量减少、中断、延迟或暂停)。
- 在计划前停止接受新的或对照治疗措施,并记录原因。

当所有研究对象都接受标准疗法,为了防止试验治疗措施引起的不良事件而造成研究对象停止服用或减少剂量情况的发生,故这类治疗措施的依从性也应当被测量。

患者报告结果(patient-reported outcome,PRO)(框 1.1)是通过研究对象自己完成调查问卷或面对面访问等方法获得,包含反映症状和健康情况的健康相关生活质量(health-related quality of life,HRQoL)。为了重点关注癌症的主要症状,合理的 PRO 调查问卷已逐步发展起来,特别适用于癌症患者或某种特定肿瘤类型。欧洲癌症研究和治疗组织(European Organisation for Research and Treatment of Cancer,EORTC)和癌症治疗功能评估(Functional Assessment of Cancer Therapy,FACT)工具通常被用于评估健康相关生活质量。同时 HTA 机构尤其重视 PRO 调查问卷,因其反映了患者的体验。

框 1.1　描述 HRQoL 和其他 PRO 的典型项目(域)

- 一般健康
- 日常生活和工作能力
- 身体功能
- 心理健康和心理功能(如抑郁、焦虑)
- 社交互动
- 性健康
- 疲劳
- 疼痛
- 个人财务成本(如去诊所的交通费、无薪休假)
- 对治疗的满意度

随访

随访是指得到研究结果的时间,这一期间内能够观察到足够的有效事件(如死亡或复发)或其他评估可靠的终点结局。在试验过程中,为了确定复发的存在,早期疾病需要更长的随访时间;由于患者疾病进展迅速和生存时间相对较短,晚期癌症的随访时间则更短。

研究结局测量方法决定了研究对象将如何被评估。评估的时间与类型可能与常规检查相同,也可能涉及试验方案规定额外的临床就诊与检查。例如,如果疾病进展预计在早期,可能需要经常进行扫描——如每 2 或 3 个月一次——而对于早期疾病的复发,每 6 个月或 1 年扫描一次可能就足够了。试验方案将规定评估的时间表,在试验最初可能较为频繁,但随着试验进行间隔会逐渐延长。电话评估也是一种评估方法。

样本量

许多统计学方法都可以估计Ⅱ和Ⅲ期临床试验所需的研究对象的数量(图1.2)。既往研究证据、专家共识或者好的临床决策将决定样本量估计的效果。治疗措施预期效果越显著,试验所需样本量就越小。样本量可以通过免费或商业软件计算得到。

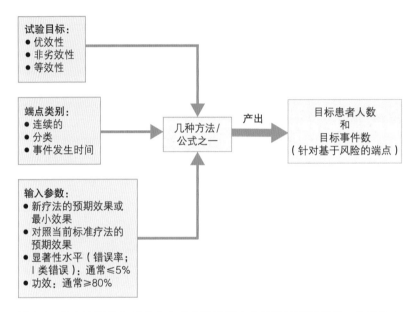

图1.2 Ⅱ和Ⅲ期临床试验中有代表性的样本含量估计所需信息。显著性水平:当新治疗措施效果并未显著优于对照措施时,得到相反或错误结论的概率。功效:给定显著性水平时,治疗措施确实有效且统计学上具有显著性差异的概率

转化医学

试验相关转化医学中的生物标本(肿瘤组织、骨髓、血液或尿液)可以从常规检查或专门研究中的多余样本中获得。

在试验设计时(可能会影响主要研究结果的次要研究目的或是探索性研究目的)或试验完成后,转化医学问题可能会浮出水面。转化医学可以为新治疗措施的作用机制的进一步研究提供线索,也可以帮助识别预后性或预测性的生物标志物。高质量扫描技术也可应用于转化医学研究。

基于全基因组或外显子序列的新一代测序技术以及其他生物标志物技术不断提高肿瘤生物学的认知水平,高效的治疗技术也因此得到长足发展。一些试验将生物标志物作为关键的合格指标,如 *EGFR*、*BRAF* 和 *RAS* 突变、*ALK* 和 *ROS1* 重组及 *NTRK* 基因融合,同时 PD-L1 在免疫治疗中的表达,都使获批的靶向药物能更好地服务于特定肿瘤基因突变的患者。高质量多基因新一代测序技术小组可能已成为各地临床实践的一部分,但仍待补充。过去,新一代测序技术已经且几乎总是被应用于肿瘤组织,而现在液体活检(血液)也已被批准。检测循环血浆或血液中的突变为帮助诊断和监测患者提供了一种更简单的方法。

传统癌症治疗的前提是治疗特定的癌症类型,通常是基于原发肿瘤的解剖位置。然而,"肿瘤不可知论"的领域所涉及的是一种靶向药物来治疗一种特定的生物标志物(突变),各种癌症类型将被组合(详见第三章的篮式试验)。有许多突变是罕见的,所以只有单臂非对照试验是可行的,并将肿瘤反应及其时间作为重要的终点结局。之前被美国食品药品管理局(Food and Drug Administration,FDA)和欧洲药品管理局(European Medicines Agency,EMA)批准的药物缺少随机化试验(如用于治疗 *NTRK* 基因融合实体瘤的药物:拉罗替尼和恩曲替尼)。消费者和其他决策者需要接受这样一个事实,即这类特定药物只能通过高质量单臂非对照试验结合真实世界数据进行评估。

统计学分析

图 1.3 概述临床试验分析过程的主要类型。意向治疗分析是金标准,能

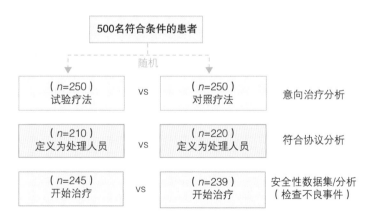

图 1.3　临床试验分析的类型。治疗依从者即依从性,且预先在试验方案中被定义过(开始试验治疗,按计划完成试验或超过计划剂量的 80%)。在意向治疗分析中,研究对象根据所分配的组别进行分析,不管他们是否真正完成该组试验

确保在基线信息特征均等(通过随机化)的情况下进行研究结果的比较,但当研究对象对治疗措施依从性较低时,治疗措施的效果有时也会被低估。每次试验方案分析仅对非劣效性试验有用,并且应该在试验方案中预先定义并证明其合理性。

关键点

- 临床试验是一项试验性研究,旨在评估对患者的干预。
- 根据目标,试验通常分为 4 个阶段(Ⅰ~Ⅳ期)。
- 试验方案是一个关键文件,它规定了试验的设计方式以及如何进行和分析。
- 临床试验的主要设计特点是患者资格(定义患者群体和所需人数)、试验干预规范,包括对照(比较)疗法、结果测量和随访时间表。

参考文献

1. Hay M, Thomas DW, Craighead JL et al. Clinical development success rates for investigational drugs. *Nat Biotechnol* 2014;32:40–51.

2. Moscicki RA, Tandon PK. Drug-development challenges for small biopharmaceutical companies. *N Engl J Med* 2017;376:469–74.

3. Rosenblatt M. The large pharmaceutical company perspective. *N Engl J Med* 2017;376:52–60.

第二章

Ⅰ期试验

在试验药物(或药物的新组合)应用于人体前,首先应进行大规模临床前实验研究(体外实验和动物实验)以了解其毒理和药理作用[1]。为了清楚药物的作用机制,实验研究中使用大量生物学材料,包括取自人体实体瘤的细胞系以及肝细胞和血细胞。在实验研究中对效果指标影响较小的药物也不太可能进入人体临床试验。

目的

Ⅰ期试验主要用于未经许可的抗癌药物的药理作用及其安全性的评价,也可以用于评估(使用上市许可或未经许可的药物)组合的新治疗措施,又或者将上市许可的治疗措施应用于新的症状(如不同肿瘤类型或治疗等级)[2]。Ⅰ期试验也会对新的放疗方法进行探索,如调强放疗。如果某种药物之前未进行人体测试,那么Ⅰ期试验即为人体研究的第一阶段。

Ⅰ期试验是进行大规模Ⅱ期和Ⅲ期试验的前提条件,通常是指剂量递增(剂量范围或剂量探索)试验,这一过程中将给予不同剂量的药物或放疗并监测不良事件(毒性)的发生。Ⅰ期试验目的是确定能接受不良事件的最大耐受剂量(maximum tolerated dose,MTD),MTD所对应的剂量可能用于后续研究。为确定最佳用药方式,如是否应该和食物一起服用、服用的最佳时间(清晨或夜间),以及剂量和恰当的用药频率(每天一次、每3天一次,对于一些单克隆抗体药物则是每1~3周一次),可以对试验药物进行一项或多项Ⅰ期试验。

为了确定药物是否到达癌细胞及其发生的变化,以及药物的代谢方式和药理作用,需要在Ⅰ期试验前设置0期试验(小规模,通常小于10人)。低剂量药物通常不会对肿瘤产生影响或者产生毒性。试验应使用多种影像扫描技术和血液样本对受试者进行密切观察。0期试验是人体研究的第一步。

研究对象

在肿瘤研究中通常选用癌症患者,而对于其他疾病新治疗方法的Ⅰ期临床试验通常是在健康志愿者中进行,在健康人群中使用抗肿瘤药物是不合理的,因为可能对其造成预期或潜在的严重毒性。试验可能会招募具有多种肿瘤类型或特定肿瘤的研究对象。

Ⅰ期试验的研究对象通常接受标准疗法,受试者的肿瘤已经发展到难以被治愈的程度(不再对治疗措施产生反应),因此他们通常具有较差的预后。在疾病晚期,研究对象对于治疗措施的耐受性会低于早期疾病的患者,所以在Ⅰ期试验中最耐受剂量可能会低于最有效剂量。

试验设计

Ⅰ期试验可能会将试验治疗措施(以相同剂量)应用于较小数量的研究对象,并检测其安全性和治疗效果。剂量递增试验类型纷繁复杂[2-4]。

(剂量组)的研究对象通常会接受治疗措施的起始(最低)剂量。如果毒性可被接受,那么下一组将会接受更高剂量;直到发现 MTD 或规定最大剂量才终止这一过程。Ⅰ期试验大多数为独立的,但它们也可作为Ⅱ期试验方案的第一阶段而被涵盖在内。Ⅰ期肿瘤试验大部分为开放性试验(无盲法或安慰剂)。

与试验治疗措施存在因果关系的毒性——剂量限制性毒性(dose-limiting toxicity,DLT;框 2.1)是最受关注的,许多 DLT 都是有症状的。

框 2.1　剂量限制性毒性(DLT)

- DLT 是一种被认为是不可接受的不良反应,通常为 3~5 级(CTCAE)事件,可能需要住院治疗或停止试验治疗
- DLT 通常在开始试验治疗后相对较快发生(例如,在化疗的前 28 天或前一个或两个周期内),并且被认为与治疗有因果关系
- 研究人员预先定义了构成 DLT 的事件和协议中的相关时间段
- 与药物有因果关系的毒性应与疾病或进展的症状区分开来
- MTD 是具有可接受比例(数量)的 DLT 的最高剂量,因此用于进一步研究

剂量递增试验设计　有基于规则的设计和基于模型的设计(表 2.1)。

表 2.1　剂量递增试验设计

规则基础	模型基础
- 不假设剂量和毒性之间关系的形状 - A+B 设计:"A"患者被招募到一个剂量队列中,然后可能由另一个"B"患者扩展(A 和 B 是数字);3+3 设计是最常用的(图 2.1) - 设计中使用了被认为不可接受的 DLT 率(例如,超过三分之一的患者用于 3+3 设计) - 加速滴定设计从起始剂量开始使用每剂 1 名患者,但如果发现 DLT 或中度毒性,则开始 3+3 设计	- 假定剂量和毒性之间存在数学关系(扁平的 S 形曲线) - 使用统计模型(贝叶斯方法或回归分析)对每个患者或患者组进行治疗和评估后估计并修改关系的初始形状 - 预计不会有 DLT 的低剂量可能会被遗漏,而且一些剂量队列仅包括 1 例患者 - 持续重估法是最常用的(图 2.2)

基于规则的设计 因其容易理解和方便实施的特点而被广泛应用,尤其是 3+3 设计(图 2.1),例如试验仅评估 2 或 3 个剂量水平[5]。但是,对于 3 个以上剂量的评估,这类试验设计是不充分的。因为在低剂量组中缺少 DLT,所以试验中要求研究对象到达 MTD,其所能提供的关于剂量毒性关系的信息少之又少。此外,使用 DLT 进行毒性评估只针对每一种药物剂量,基本上忽略了其他剂量的 DLT。

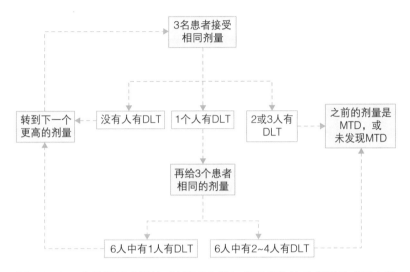

图 2.1 "3+3" Ⅰ期试验设计:剂量逐步增加直至规定的最高剂量或最大耐受剂量。DLT,剂量限制性毒性;MTD,最大耐受剂量

基于模型的设计 当有多个规定剂量时,基于模型的设计通常可以更快地达到 MTD。与 3+3 设计相比,基于模型的设计需要的研究对象数量更少,而且所有的剂量组均用于描述剂量-毒性之间的关系。在每个研究对象接受治疗和评估后可以对 DLT 进行估计,以便实时更新剂量-毒性模型并确定下一个研究对象的剂量。试验中通常使用持续重估法(continual reassessment method,CRM)(图 2.2)[6]。

起始剂量和后续剂量 药物(或放疗)的起始剂量和后续剂量取决于临床前研究中发现的预期毒性和有效剂量以及当地监管机构的要求。例如,美国食品药品管理局要求有哺乳动物的实验证据[7]。初始剂量通常是能引起 10% 啮齿动物严重毒性的剂量的十分之一,或者是使用恰当物种的哺乳动物引起非严重毒性最高剂量的六分之一。

如果研究治疗已经获得(另一种疾病或癌症类型)许可,起始剂量可能与现阶段使用的剂量相同,如果考虑到毒性,尤其是该药物或放疗与其他治疗联

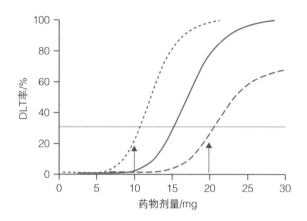

图 2.2　持续重估法。剂量限制性毒性（DLT）率超过 30% 是不可接受的（水平线）。实线（中间线）是试验研究的初始剂量-DLT 关系。如果初始剂量为 15mg 并且未出现 DLT，则经过调整的曲线（右侧虚线）提示后续剂量为 20mg。如果剂量 15mg 即可出现 DLT，下一阶段（左侧虚线）调整剂量为 10mg，这是因为两者（箭头所指）的 DLT 率均低于 30%

合使用，可能会应用较低的剂量。几种方法可用于确定后续剂量，可能来源于临床前研究或其他早期试验。剂量可能由药片或胶囊的物理大小来决定，也可能受放疗类型所限。另外，如果每次剂量是前两次剂量之和，可以使用数学上的斐波那契数列或其修改的版本。

　　随访　每个剂量组的随访通常是在第一个治疗周期（如 3 或 4 周）或开始试验治疗后的 28 天，以便在下一组接收更高剂量之前能够观察 DLT 和其他毒性。试验有时可能需要较长的评估期（如 2 个周期），特别是对于先前证据有限的新药物和新的治疗措施组合。在放疗的 Ⅰ 期试验中，只有在几个月后才可能发生一些不良事件，但在对下一组研究对象采取治疗措施之前，经历足够长时间的评估又很难实现。在这种情况下，通常采用基于模型的设计（时间至事件持续重估法）。晚期事件不属于 DLT，但却可以作为整体毒性的一部分。

　　进一步研究　少数情况下，在所有剂量组中很少或没有出现 DLT，因此试验中并未发现 MTD，但最高剂量仍能充分显示（使用反应标志物）生物活性证据。一旦达到 MTD，最好的做法是招募 6~12 人的研究对象接受相同剂量，以便得到更多关于毒性和效应标志物的数据。

　　试验期待许多新的药物能与标准治疗方法（如化疗和放疗）相结合，这可能需要研究者不断减少标准治疗方法的推荐剂量使毒性最小化。另外,与预期单独使用药物相比较,药物之间的交互作用可能会导致更多严重不良事件和 DLT 的发生,但是也可能对反应(效果)标志物产生正向的协同作用。基于模型的设计更适用于研究两种药物的不同剂量所产生的效应。

剂量递减试验 少数情况下,剂量递减试验的应用条件是已有实验证据证明该药物在不同疾病治疗中会产生毒性。第一组研究对象接受规定的最高剂量;后续的组中只要出现 DLT 就减少剂量。剂量递减试验必须在监管机构和道德意见书中证明其合理性,但该试验方法可能会比剂量递增试验更快得到研究结果。

研究结局测量方法

试验需要测量每位患者不同时间点的研究结局和生物学参数;测量频率取决于效应预期发生的时间或者变化的速度。I 期试验中药物效应动力学和药物代谢动力学是关键,当然其中也必然包含反应(效应)标志物。

不良事件 是主要的研究结局,尤其是当研究目的为确定 MTD。CTCAE 系统可以对不良事件进行分类和分级。试验中会发生各种类型的不良事件,通常较为少见和短暂,所以研究人员更关注于 3 级或更高级别的不良事件。

药物效应动力学 通过使用物理或生物测量技术,包括影像扫描技术识别到的标志物或者分子上的改变(如肿瘤靶向抑制或激活),以提示药物如何对人体产生作用。药效学也可以测量血压、体温、心率、呼吸频率、肝肾功能和心脏检查,或者是特定肿瘤类型和治疗措施所涉及的关键指标。

药物代谢动力学 则提示机体转运药物的过程,包括吸收、分布、代谢和排泄。药物代谢动力学指标是由每名患者的血浆浓度-时间曲线计算得到的(图 2.3)。

效果结局指标 尽管 I 期试验设计初衷并不是准确评估治疗效果,但研究者仍能获取肿瘤缓解程度、无进展生存期(PFS)和已确定的血液和组织标志物(如 CA125、Ki67 和 PSA)。试验过程中偶尔会出现显著的治疗效果,同时可以证明临床试验进展迅速。

最低有效剂量 疫苗和一些靶向药物设计初衷是为了更少的不良事件,所以他们很少与 DLT 和 MTD。对于这些治疗措施,I 期试验的主要研究目的是发现可能对生物标志物(肿瘤缓解)产生临床作用的最低剂量,即最低有效剂量或最佳生物剂量。因此,有效标志物而非不良事件才是主要的终点结局。毒性仍被密切关注,但当决定下一研究阶段的剂量时,最低有效剂量则是更重要的。

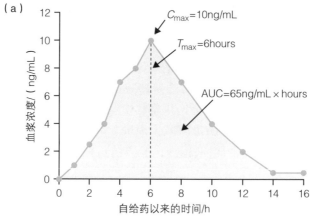

（a）

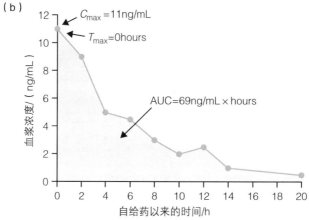

（b）

图2.3 （a）口服用药或（b）静脉用药后血浆浓度–时间曲线的药物代谢动力学指标。AUC，曲线下面积；C_{max}，血药浓度峰值；T_{max}，血药浓度峰值对应的时间。其他指标：半衰期，血药浓度降低（药物消除）50%所需要的时间；清除率（CL），药物在血浆中代谢或排泄的速率（CL=剂量/曲线下面积）；分布容积，机体内药物含量除以血浆浓度；生物利用度试验用药进入全身循环的百分比（静脉用药的生物利用度为100%）

样本量

　　研究对象的数量只能估计而不能确切计算，实际的样本量取决于研究的剂量组的数量，可能发生的 DLT 以及研究的设计（详见表2.1）。试验所规定的研究对象的数量通常是已知的，所以可能招募的研究对象的最大数量是由更为谨慎的假设来决定。大部分的，Ⅰ期试验样本量通常较小（<50名研究对象），但有几种肿瘤类型的临床试验样本量较大（>100名研究对象）。

研究实施

在Ⅰ期试验中实施治疗措施的卫生专业人员必须具备处理预期外或严重毒性的能力。因此,一部分的Ⅰ期试验需要在指定(专家)临床试验设备和住院患者中进行,这样才能密切关注研究进展。如果已存在证据证明药物的安全性,那么也可以选择门诊患者作为试验研究对象。研究对象需要定期接受检查,例如血液检查、影像学检查(CT、MRI、PET 及超声等)和体格检查。以医院为基础的研究对象可能有配套的实验室、心脏和代谢监测设备、获得高质量影像学检查以及压力控制室(减少暴露于污染气体的影响)。

结果解释与报告

表2.2展示了剂量寻找试验的例子[8]。描述性的试验结果和报告应该包括:

表2.2 Ⅰ期剂量寻找试验的一个例子,研究卡培他滨与奥沙利铂的联合应用

患者:对标准化疗无反应或无法治疗的晚期实体瘤
研究药物:口服卡培他滨(每天两次,1~14 天),每 21 天一个周期
并行治疗:奥沙利铂(第 1 天固定剂量 130mg/m²)
DLT 评估期:第一个治疗周期(21 天)
设计:3+3 剂量递增
结果:

队列	卡培他滨剂量/ (mg/m², 每日2次)	患者数量	有 DLT 的患者
1	500	3	无
2	825	3	无
3	1 000	3	3 级腹泻
4	1 000	3	无
5	1 250	3	3 级腹泻伴血小板减少
6	1 250	3	4 级腹泻伴中性粒细胞减少
7	1 000	3	无

- 在队列 3 中看到 1 个 DLT 意味着另外 3 名患者接受了 1 000mg/m²。
- 未观察到其他 DLT,因此给予次高剂量。
- 在 1 250mg/m²时,6 名患者中有 2 名患有 DLT,这被认为是不可接受的。
- 最后一个队列给予 1 000mg/m²;成为 MTD。
- 如果今天进行这项试验,它可能会受益于使用基于模型的设计:更少的剂量组和/或更少的患者。

DLT,剂量限制性毒性;MTD,最大耐受量。
引自 Díaz-Rubio et al. 2002[8]。

- 总结研究对象和主要肿瘤特征。
- 总结所有不良事件及其严重程度,与研究药物可能的因果关系,尤其是3~5 级不良事件。
- 表格描述如何确定 MTD,列出所有 DLT。
- 描述 5 级不良事件(治疗相关死亡),同时要考虑是否有潜在的肿瘤造成其死亡。
- 总结治疗措施的依从性,包括记录早期停止的研究对象的数量和原因;总结同时期其他抗肿瘤治疗措施的依从性。
- 总结药代动力学和药效动力学治疗措施的统计学结果(如均数和标准差)。
- 证明其疗效或机制的各类证据,如瀑布图(图 2.4)。

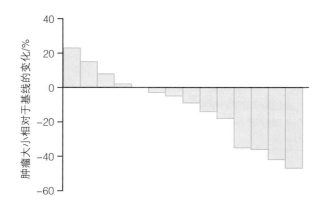

图 2.4 14 名研究对象的瀑布图。研究结束时(其他时点)的肿瘤大小与基线信息(未使用治疗措施)相比较。每名研究对象肿瘤大小改变的百分比按从大到小顺序依次排列。负值提示肿瘤体积减小。治疗措施效果显著时会有更多负值,而正值较少

结合上述信息,尤其是安全性,可以帮助研究者做出是否要进一步研究以及研究的剂量的决策。

关键点
- Ⅰ期试验提供了对新抗癌治疗或联合治疗或新适应证(肿瘤类型或治疗线)中现有治疗的安全性的早期评估。
- 大多数Ⅰ期试验旨在确定 DLT 以确定 MTD。大多数是剂量递增研究,其中连续的患者队列接受更高剂量的治疗,这取决于在前一剂量看到的毒性。
- 简单(基于规则的)设计可用于确定 MTD。当计划了多个剂量时,基于模型的设计应该更有效。

- Ⅰ期试验报告应提供关于新疗法的药理学特性以及不良事件的频率、严重性和疑似因果关系的明确信息。

参考文献

1. Muller PY, Milton MN. The determination and interpretation of the therapeutic index in drug development. *Nat Rev Drug Discov* 2012;11:751–61.

2. Eisenhauer EA, Twelves C, Buyse M. *Phase I Cancer Clinical Trials: A Practical Guide*. Oxford: Oxford University Press, 2006.

3. Le Tourneau C, Lee JJ, Siu LL. Dose escalation methods in Phase I cancer clinical trials. *J Natl Cancer Inst* 2009;101:708–20.

4. Cook N, Hansen AR, Siu LL, Abdul Razak AR. Early phase clinical trials to identify optimal dosing and safety. *Mol Oncol* 2015;9:997–1007.

5. Wheeler GM, Sweeting MJ, Mander AP. AplusB: a web application for investigating A + B designs for Phase I cancer clinical trials. *PLoS One* 2016;11:e0159026.

6. Wheeler GM, Mander AP, Bedding A et al. How to design a dose-finding study using the continual reassessment method. *BMC Med Res Methodol* 2019;19:18.

7. US Food and Drug Administration. *Good Review Practice: Clinical Review of Investigational New Drug Applications*, 2013. www.fda.gov/media/87621/download, last accessed 2 June 2020.

8. Díaz-Rubio E, Evans TR, Tabemero J et al. Capecitabine (Xeloda) in combination with oxaliplatin: a phase I, dose-escalation study in patients with advanced or metastatic solid tumors. *Ann Oncol* 2002;13:558–65.

Ⅱ期试验在Ⅰ期试验后进行,能为新的干预措施初步提供有效性的证据以及有关安全性的进一步的试验数据,研究主要目的是判断一种治疗措施是否值得进行更大规模的Ⅲ期试验。Ⅱ期试验所评价的治疗措施大部分为药物,很少研究放疗或者外科手术的效果。好的Ⅱ期试验设计能增加Ⅲ期试验达到研究目的的可能性。

尽管Ⅱ期试验的研究结果通常提示Ⅲ期试验的研究设计,但如果Ⅲ期试验不适用于某些罕见的肿瘤或其亚型时,Ⅱ期试验也可以直接改变最终的临床实践。另外,Ⅱ期试验在某些需求未被满足的情况下,能积累关于肿瘤显著疗效的数据,足以支持监管机构将其作为早期访问或快速追踪方案的一部分而批准授权。这种批准可能会根据后续提交的生存数据而改变。然而,仅依赖Ⅱ期试验数据就获得上市许可这一做法仍面临挑战。

研究对象

Ⅰ期试验主要招募的是肿瘤进展期的研究对象,他们大多接受过一线或多种治疗方法,而Ⅱ期试验主要针对感兴趣的目标人群。尽管大部分研究所涉及研究对象均为肿瘤进展期,但依然可以研究早期癌症的治疗措施,有时还可以关注不良事件、有效标志物以及健康相关生活质量。

常见的设计

大量Ⅱ期试验设计类型可供选择,这种选择的灵活性使研究更有可能发现有效的新治疗措施(图 3.1)[1-3]。Ⅱ期试验及其与Ⅲ期试验的不同点没有标准定义,但以下有几种常见的Ⅱ期试验的例子:

- 评估招募的可行性研究或提供新干预措施(包括患者接受度)的能力
- 无对照的随访研究
- 使用生物标志物在内的替代终点结局作为主要结局测量指标[4,5]
- 估计样本含量时,使用单侧统计显著性检验,并规定 $P>0.05$[4]

图 3.2 展示了例子中的后 3 点。

Ⅱ期试验可以分为Ⅱa和Ⅱb两种类型,前者通常是为临床疗效提供初始

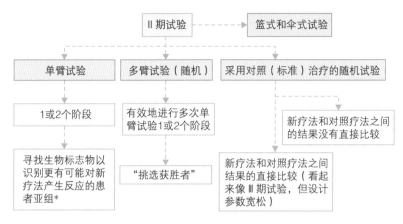

图 3.1　Ⅱ期试验设计（* 也可应用于随机设计）

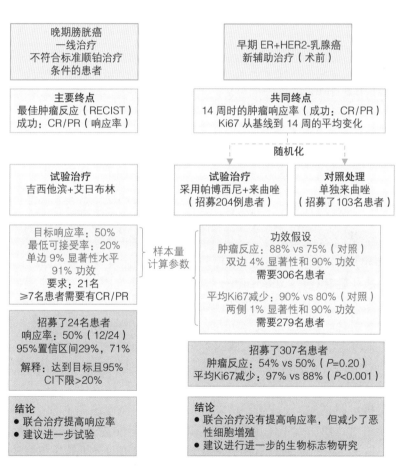

图 3.2　单臂试验（左）和随机对照试验（右）的示例[4,5]。CI，置信区间；ER，雌激素受体；HER2，人表皮生长因子受体 2；vs，对比

23

证据(概念的证据)的无对照试验,后者则是在更大样本的患者中,评估疗效更为可靠的有对照组的随机临床试验。

单组试验　是所有的研究对象都接受治疗措施,并且是最简单、最快速、最经济的试验。试验结果主要与过去接受标准疗法的患者进行比较(历史对照)。这种设计也会发挥其作用(框 3.1)[6,7]。然而,单组研究最大的争论在于,尽管在患者管理和背景治疗存在优势,但同时期对照会比历史对照效果更好。因此,与历史对照相比较,试验治疗措施的效果可能被高估,而且如果单组试验的结论过于乐观,Ⅱ期试验也不太会满足试验的研究目的。如果已知历史对照的管理和治疗措施随时间变化相对稳定,那么它也可以作为单组试验的有力的对照组。

框 3.1　单臂Ⅱ期试验可能有价值的情况

- 作为对少数患者的概念验证研究(首先评估活性/疗效),例如,针对一类新药或新的治疗组合
- 罕见的肿瘤类型或亚型,或具有特定分子特征的小患者群体,难以进行随机试验
- 标准抗癌治疗与不良结果相关,但试验治疗的疗效终点显示出非常大的益处
- 新疗法具有新的作用机制
- 该试验结合了一种生物标志物,该生物标志物可验证作用机制,使患者富集以产生较大的治疗效果,或者是一种新的生物标志物,可为患者对试验治疗的反应提供新的见解

改编自 Cannistra,2009[6]。

单组Ⅱ期试验　设计的应用条件是新药物被认为有严重毒性或价格昂贵。该治疗措施首先被应用于少数患者;如果研究结果提示没有疗效或疾病未充分缓解,那么试验招募应尽早终止,否则的话试验将继续。

(多组)随机试验　因其随机化可以减少混杂和偏倚而被广泛应用[3,8]。

挑选获胜者(pick the winner)试验　在该研究中,研究对象通常被分配到两组或多组中,所采用的治疗措施包括不同的药物、药物组合或相同药物不同剂量的组合。试验的主要研究目的不是对多组的结果直接比较,而是通过比较得知哪组治疗效果最好或哪组标志物是最有效的。选中的一组(或两组)通常会对治疗措施进行进一步的研究,同时要考虑该治疗措施的毒性。该研究同样是Ⅱ期试验。

随机对照试验　是将研究对象随机分配到试验组和对照组(如现行的标准疗法对照使用或不使用安慰剂),试验组和对照组分配比例通常 1∶1 或 2∶1。随机对照试验通常有两种方法,第一种方法的分析结果仅取决于试验组的效果(有效的单组试验),而对照组则是用于判断在样本含量计算中有关标准治疗方法的假设是否成立(详见图 1.2)。第二种方法是对试验组和对照

组的研究结果进行统计学比较(原理同Ⅲ期随机化试验)。后者对照组数据的利用比前者更高效但需要更大规模的研究。

对于主观指标(如肿瘤缓解或疾病进展)来说,安慰剂的使用可能会加强Ⅱ期试验的结果或结论。因为在开放试验中,这些指标可能因为未使用盲法而受到影响。然而,在Ⅱ期试验中,生产和分配安慰剂的成本可能会高于收益,所以研究人员需要接受潜在的偏倚带来的影响,并在后续Ⅲ期试验中应用安慰剂。

研究结局及其测量方法

许多Ⅱ期试验有一个主要的研究结局和与之相对应的主要终点,但其他次要终点同样重要。因此,尽管Ⅱ期试验的初始评估是为了确定治疗措施可能带来的效益,但它也可以发现最有可能改变的研究结局,将成为后续Ⅲ期试验的研究重点。理想的治疗效果终点应该能被快速测量并且具有临床意义(详见表 1.4 和表 1.5)。图 3.2 展示许多例子。为了确认安全问题,研究需要收集更多的数据(重要标志以及血液和尿液生化值)。

总体生存期(OS)是肿瘤治疗终点的金标准,可以在疾病进展期或预后较差(生存期小于 12 个月)的研究对象中进行测量,对于大部分Ⅱ期试验和肿瘤早期研究要求随访时间足够长。在研究实体瘤的Ⅱ期试验中,无进展生存期(PFS)可以作为肿瘤缓解程度的主要终点,肿瘤缓解能提供有效的信息。尤其是在进展期病疾迅速发展,能保持病情稳定仍可认为是较好的结果。在特定实体瘤类型中,相比于肿瘤缓解,PFS 与 OS 之间相关度更高(但也未达到必要的强度)。

因为资源要求,Ⅱ期试验并不能总是收集到患者自报告结局(PRO)的数据,同时在单组(小样本)Ⅱ期试验中,健康相关生活质量(HRQoL)数据所能提供的科研价值也是有限的。然而,在某些情况下,PRO 数据的收集可以展示随时间变化的情况。Ⅱ期随机化试验大量收集 PRO 数据可以识别新的治疗措施所影响的症状,进而促进Ⅲ期试验的设计。

在开放试验中,对影像学结果进行集中独立的处理可能会减少研究终点的偏倚,因为研究者不了解治疗措施的分配情况以及患者的临床结局。

样本量

有时候,试验方案中并不存在正式且合理的样本含量,研究人员只招募足够(通常是较小)数量的研究对象即可。但是,大部分Ⅱ期试验都会应用到几种样本量估计方法之一。许多研究方法都会涉及:①应用干预措施后的预期(靶向)疗效指标,或是具有临床意义的最小有效结果;②应用标准治疗后患者的效果,或是可接受反应的最低效果(见图1.2)。以上指标是研究者根据之前的证据和经验估计得到的。两种指标之间的差距越大,试验所需的样本含量则越小。图3.2介绍两个例子。

在Ⅲ期试验中,计算样本含量所需要的其他参数比Ⅱ期试验中的更为严格(例如,单侧比较的显著性水平为5%~20%)。例如,在图3.2所示的单组试验中,显著性水平为9%。Ⅲ期试验中双侧检验只考虑到新治疗措施的效果是否和对照组相等,因此双侧检验的显著性水平更为保守,而单侧检验只考虑到新治疗措施是否更有效。相比于传统的Ⅲ期试验(双侧检验显著性水平≤5%),当显著性大于5%时,单侧或双侧检验所需的样本量更小。

试验使用生物标志物

生物标志物可以为目标治疗措施的变化过程提供依据,目的是使研究对象收益最大化[8]。在(回顾性)研究结束时测得的生物标志物与肿瘤缓解程度或无进展生存期等研究结局密切相关。另外,作为试验设计的一部分,生物标志物的测量可以指导干预措施的分配(图3.3)[9,10]。二代测序技术能识别肿瘤组织或血液样本中一系列的肿瘤基因表达和突变,而全身扫描则是用来发现影像学的生物标志物。

篮式研究　主要用于检测针对某些肿瘤或亚型的特定标志物(如某种变异)的单一靶向药物,即一种药物应对几种肿瘤。

伞式研究　是将一种肿瘤类型的患者根据生物标志物或变异分为不同组,每组研究对象都会收到针对某种生物标志的靶向药物,即几种药物应对一种肿瘤。

研究分析与解释

表格内总结的是研究对象的基线特征,包括年龄、性别分布、疾病阶段,以及与肿瘤相关的其他临床、组织病理学和影像学特征。

单组和"挑选赢家"策略随机化试验需要进行描述性研究,对每组研究对象有效性的临床终点数据进行分别进行归纳总结。肿瘤反应数据是最佳反应为完全缓解或部分缓解的患者所占的百分比。瀑布图用于描述每位患者从基线到治疗结束时肿瘤大小的变化(图2.4)。图3.2描述的是研究设计中的参数如何对研究结果的解释产生影响。健康相关生活质量可以通过散点图、箱式图或条形图进行描述,说明了均值随时间变化情况,以判断特定症状或体征是否保持稳定、有所改善或进一步恶化(详见图4.6中的示例)。

无进展生存期和总生存期等事件发生时间终点通过Kaplan-Meier曲线、

（a）篮式试验：一种药物——几种肿瘤类型（或亚型）

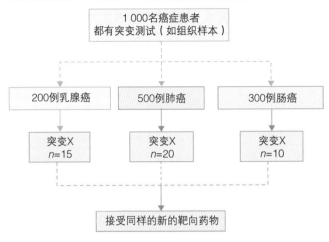

（b）伞式试验：一种癌症——几种药物

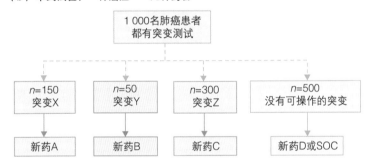

图 3.3 （a）篮式和（b）伞式研究等经典研究设计通常会包含生物标志物（有时会应用二代测序基因包），这些设计类型通常会有几组（随机化可以存在或不存在），对照组也可以有或无。篮式研究被应用于维莫非尼治疗 BRAF V600 阳性肿瘤的试验中[9]，伞式研究应用于整合生物标志物治疗曾被治疗过的非小细胞癌晚期患者（BATTLE-2）[10]。适应性随机化也可被应用于伞式研究。例如，将 100 名研究对象随机分配至药物 A~D，同时评估药物的效果；在考虑突变结果的情况下，剩余研究对象随机概率将依赖于药物疗效的反应情况

给定时间的事件发生率以及中值（详见图 4.4 和表 4.2 中的示例）。在图 3.2 的单臂试验中，应用组合治疗措施的肿瘤缓解率达到目标值，因此该试验满足研究目的。而在随机化试验中，组合的治疗措施对缓解率影响甚小。在 Ki67 的研究中缓解率明显改善，但 Ki67 与患者之间关联性十分有限。因此，尽管该研究规模较大，但其对临床实践的影响微乎其微。

　　随机化试验的分析过程同Ⅲ期试验是相同的,其目的都是为了直接比较试验组和对照组的干预措施的效果,但计算样本含量时规定的显著性水平存在明显差异。对于任何一种研究设计,根据生物标志物不同将研究对象分为不同亚组分别进行分析,有助于判断某种亚组的疗效是否要优于其他组别。在后续研究中,可以将这些存在差别的标志物(作为分类因子或合格标准)纳入研究设计中。

　　尽管Ⅱ期试验的灵活性很高,但效力和安全性事件仍是在意向治疗分析的基础上进行研究。例如,主要分析是集中于那些接受治疗措施的研究对象,正如试验方案中所规定的那样,接受足够数量的干预措施或完成治疗的全过程。这类研究可以使研究者更容易观察到试验治疗措施带来的好处,同时能更好理解对研究效力和风险产生的直接影响。

研究实施

　　尽管Ⅱ期试验在安全性和数据监测过程中并没有那么严格,但它与Ⅰ期试验仍有许多相同之处(详见第二章)。

　　偏倚的影响　许多Ⅱ期试验都是在专家中心内并且在经验充足的卫生专业人员指导下进行,因此试验过程中观察到的疗效可能会由于试验中心内使用高标准的治疗方法而被高估(尤其是在试验未采用盲法的情况下)。研究结果应该结合研究对象的特征进行解释,因为所招募的研究对象可能会比最初的预后更差(或更好),进而导致在样本量计算过程中比假定的反应率或无进展生存期更低(或更高),这也解释了为什么某种研究不能满足其研究目的。

关键点
- Ⅱ期试验通常为相对少数患者的试验干预提供初步证据。它们往往在专科癌症中心进行。
- Ⅱ期可以使用几种不同的设计,包括单臂、随机和多臂试验,采用多种试验疗法或方案。
- 显示出较大治疗效果的Ⅱ期试验,尤其是单臂研究,需要仔细解释。
- 进行更大规模试验的决定应基于主要和次要疗效结果,以及安全性、依从性和可行性。

参考文献

1. Brown SR, Gregory WM, Twelves CJ et al. Designing phase II trials in cancer: a systematic review and guidance. *Br J Cancer* 2011; 105:194–9.

2. Lee JJ, Feng L. Randomized phase II designs in cancer clinical trials: current status and future directions. *J Clin Oncol* 2005;23:4450–7.

3. Rubinstein LV, Korn EL, Friedlin B et al. Design issues of randomised phase II trials and a proposal for phase II screening trials. *J Clin Oncol* 2005;23:7199–206.

4. Sadeghi S, Groshen SG, Tsao-Wei DD et al. Phase II California Cancer Consortium trial of gemcitabine-eribulin combination in cisplatin-ineligible patients with metastatic urothelial carcinoma: final report (NCI-9653). *J Clin Oncol* 2019:37:2682–8.

5. Johnston S, Puhalla S, Wheatley D et al. Randomized phase II study evaluating palbociclib in addition to letrozole as neoadjuvant therapy in estrogen receptor-positive early breast cancer: PALLET Trial. *J Clin Oncol* 2019;37:178–89.

6. Cannistra SA. Phase II trials in Journal of Clinical Oncology. *J Clin Oncol* 2009;27:3073–6.

7. Foster JC, Freidlin B, Kunos CA, Korn EL. Single-arm phase II trials of combination therapies: a review of the CTEP experience 2008–2017. *J Natl Cancer Inst* 2020;112:128–35.

8. Freidlin B, McShane LM, Polley MY, Korn EL. Randomized phase II trial designs with biomarkers. *J Clin Oncol* 2012;30:3304–9.

9. Hyman DM, Puzanov I, Subbiah V et al. Vemurafenib in multiple nonmelanoma cancers with BRAF V600 mutations. *N Engl J Med* 2015;373:726–36.

10. Papadimitrakopoulou V, Lee JJ, Wistuba II et al. The BATTLE-2 Study: a biomarker-integrated targeted therapy study in previously treated patients with advanced non-small-cell lung cancer. *J Clin Oncol* 2016;34:3638–47.

4 第四章
Ⅲ期试验

  Ⅲ期试验应该能对新的干预措施进行权威性的评估,目的是改变临床或公共卫生实践。Ⅰ期和Ⅱ期试验主要评估药物和放疗,而Ⅲ期试验可以评价各种类型的干预措施,包括卫生服务的提供,其目的在于改进医疗保健过程而不只是个体患者的临床终点。设计精妙且实施精准的Ⅲ期试验能为治疗措施的决策提供高质量证据,同时也能提供治疗措施的管理方针,进而为该治疗措施的上市许可和准入提供支持。

研究对象

  当试验满足其研究目的时,研究对象应该能代表那些日常治疗推荐使用新干预措施的人群[1]。因此,相较于Ⅰ期和Ⅱ期试验,Ⅲ期试验纳入排除标准更宽泛。试验中的成年癌症患者不应该有年龄上限,除非有明确的科学解释,尽管年龄较大的研究对象可能有更多合并症或没有足够的体力状况评分(performance status,PS),这些因素都会阻止其进入研究。女性和少数民族患者缺乏研究对象代表[2]。

医疗环境和条件

  不同于在癌症试验中心的前期研究,Ⅲ期试验通常是在医院进行,能很好地代表临床或公共卫生实践过程中干预措施实施的医疗环境和条件。因此大部分研究都是多中心的、可行并且国际化的。在单个研究中心展开Ⅲ期试验可能会限制研究结果的外推。

干预措施

  试验(新)干预措施同前几章节概述。在Ⅲ期试验中,试验组治疗措施必须同对照组进行比较。因此,这类研究仅在对治疗措施显著的临床效果存在合理期待的情况下才会进行,选择的对照组会对样本含量产生影响。框4.1总结了对照组的几个特征。确定一个有关的对照组存在着挑战,不同地区间标准治疗方法有所差异,不同监管机构的期望不同或者需要满足HTA机构的不同要求,以上情况尤为困难。使用不恰当的对照组可能会高估新治疗措施的效果或过高评价成本效果分析。

框 4.1 Ⅲ 期试验的对照(比较)干预的特点

- 当前的标准疗法(根据实践使用相同的剂量和给药频率)
- 可以是方案中规定的特定治疗,或临床医生从两种或多种推荐治疗中选择
- 安慰剂加标准疗法或最佳支持性治疗,如果不采用标准疗法是不道德的
- 单独使用安慰剂(在符合道德的情况下),当治疗途径的那部分没有既定的抗癌治疗时(如维持治疗或几线治疗后)
- 如果患者接受随机,他们将接受对照治疗
- 卫生专业人员愿意将患者随机分配至对照治疗

盲法

当试验可行并符合伦理学原则时,Ⅲ期试验采用双盲(使用安慰剂)进行研究,以致于在试验结束前无论是研究对象还是研究人员均不了解干预措施分配情况。了解试验干预措施分组情况可能会对研究对象产生影响,进而对研究结果产生影响(安慰剂效应);同时也会在评估研究终点(评估偏倚)或诊断复发以及预后(确认偏倚)的过程中对研究人员产生影响。

研究设计

随机化(随机分配) 是Ⅲ期试验设计中最重要的特征。通过类似于掷硬币的方法对每个研究对象进行分组,"正面"代表试验组,"反面"则代表对照组。在实际应用中,通常采用计算机的简单随机化、区组随机化、分层随机化或最小化法等程序。在后两种方法的随机分组过程中,研究方案中已预先规定好分层的因素。当已知某些因素可能与研究结局相关时,随机化可以确保不同试验组之间保持均衡性,否则将会造成混杂。

分层因素可以是患者或肿瘤的某些特征(如年龄和肿瘤分期),如果不同地区或国家间患者管理存在显著差异时,试验中心及其地理位置也可成为分层因素。研究中最常使用的分配比例是 1∶1,即一半研究对象接受试验干预,另一半接受对照干预。分配比例是 2∶1 时,即三分之二的患者接受试验干预,该方法能产生关于新治疗措施尤其是不良事件的更多可靠信息。

研究目的与设计 图 4.1 展示了研究目的的 3 种类型。大部分Ⅲ期试验以往是优效性研究,因为新治疗措施是与支持性治疗或无治疗措施进行比较的。然而,随着越来越多与标准治疗相同的新治疗措施被纳入临床实践,研究对象的结局已从本质上发生改变。在某些情况下,发现更多有效的治疗措施日益艰难。例如,在接受标准手术治疗、化疗和放疗后,睾丸癌患者的生存率

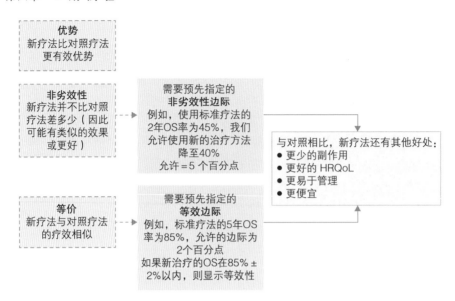

图 4.1　Ⅲ期试验研究目的。研究通常不止一个目的,例如一个三臂试验可能旨在阐明药物 A 相较于不同机制的标准治疗的优效性(如针对晚期肺癌的派姆单抗和铂类化疗),或药物 A 相较于同一类别中新药物 B 的非劣效性(如派姆单抗和阿替利珠单抗,两者均为免疫疗法)。HRQoL,健康相关生活质量

已达到 95%。因此,一个新的治疗措施只能表面上增加患者的生存率,并且只有通过大样本试验才能呈现出来。

图 4.2 展示的是研究设计的主要类型,其中包括适应性设计[3]。在某些情况下,对照治疗措施是标准疗法,而新治疗措施则代表不同的方法,亦或是一类新药物和组合疗法,所以其疗效通常会提高(即优效性)。

当对照或试验组治理措施是同一种类型(如两者为免疫疗法)时,两组可以直接进行比较,此时研究目的是验证非劣效性,因为优效性不太有可能实现[4]。在其他非劣效性试验中,现行标准疗法可能包括多种抗癌药物,此时研究目的是在不削弱疗效情况下,尽可能减少药物种类、剂量或者时间。试验所规定的非劣效性界值是研究设计与解释的重要方面。

等效性试验是对有上市配方的非专利药进行比较,使用药物代谢动力学参数对生物等效性进行评估,同时评价替代生物标志物的临床效果和安全性,试验方案中已预先规定好等效性界值。

析因设计　是对两种新干预措施同时进行评价的高效方法,可以确定干预措施单独使用或组合使用时的疗效。析因设计可以使用两种不同的药物,也可以对一种系统药物的剂量和灌注率进行评估。

交叉设计　在某些试验中,如果对照组研究对象的疾病恶化、进展或复

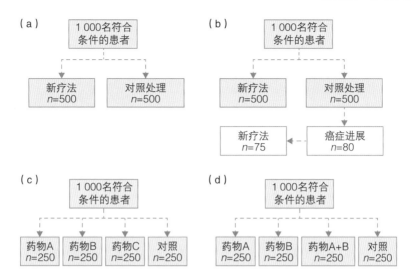

图 4.2 Ⅲ期试验设计（a 和 b）平行试验涉及两组（例如直接比较研究）。(a)试验的治疗措施不发生改变，而(b)试验对照组中癌症进展期患者可以接受新的治疗措施。(c)为多臂试验，(d)为多臂析因试验。以上试验中的任何一种都可以转变为适应性设计[3]，涉及在期中分析时审查试验数据和改变药物方案、样本量以及分配比例。多臂多阶段设计用于评估几种不同治疗措施的效果，也可以对疗效进行临时评估，有助于及时终止无效组别，新的治疗组随后被加入。Ⅱ期试验的篮式和伞式研究根据生物标志物指导试验干预的分配，同样可以通过增加对照组应用于Ⅲ期研究

发，或是主要研究结果已被发表，对照组干预措施都可以转变为试验干预。在了解到对照组研究对象仍有接受试验干预的可能，交叉设计可以吸引更多的患者和临床医师。交叉设计也可以出现试验组干预措施转变为对照组干预措施的情况，但并不常见。

　　如果过多对照组研究对象转而接受试验干预，会使总生存期的解释变得十分困难（见表 1.5）。例如，在关键性研究中，用克唑替尼治疗治疗间变性淋巴瘤激酶阳性的非小细胞肺癌晚期患者[5]，随机分配至标准化疗方法的患者中有 87% 之后改用克唑替尼进行治疗，进而导致未观察到研究药物对总生存期产生显著影响（风险比为 1.02）。德国卫生技术评估机构认为交叉设计类似于单臂试验，不能对总生存期作出明确结论。

研究结局及测量

　　Ⅲ期试验的目的是收集数据，涵盖方面包括临床疗效、安全性（不良事件）、对治疗措施和其他任何抗癌治疗措施的依从性、患者自报告结局以及有利于药

物经济学的健康资源利用[6,7]。主要研究结局指标应该具有以下几方面特点：

- 临床上与患者和医疗保健专家相关
- 有明确定义和简单可靠的定量方法
- 有健康或健康相关生活质量的测量方法
- 有潜在社会影响,包括提供医疗保健服务

研究中经常使用的事件发生时间等研究终点如表1.5所示。在大部分实体瘤的Ⅲ期试验中,肿瘤反应通常不作为主要研究结局,尽管完全缓解可以应用于某些血液恶性肿瘤。其他效果指标可能依赖于评估的干预措施或疾病的类型,例如,完全切除率主要应用于早期肿瘤的新辅助化疗,因为治疗措施的主要目的就是为了缩小肿瘤体积,提高肿瘤切除手术的成功率。表5.3展示了其他类型的研究终点。

总生存期(OS) 是描述肿瘤Ⅲ期试验主要研究终点的最客观和最相关的指标。OS只需要死亡日期(并非原因),但该指标存在局限性,并且在早期肿瘤的研究中很少使用该指标。

替代终点 通常应用于早期研究,但其在Ⅲ期试验中的作为主要研究终点的意义并不明确[8]。无进展生存期的显著变化并不能代表干预措施会对总生存期产生影响,这为决策者确定干预措施的价值带来挑战。

如果后续研究中干预措施并未显示出总生存期的意义,其上市许可仍可被撤回,但这并不影响监管机构仅凭无进展生存期就可以批准一项新治疗措施。决策者们通常会将无进展生存期的指标结合不良事件减少或健康相关生活质量提高等做出决定[9]。对于预后较差的罕见肿瘤及其亚型或者是需求很大的肿瘤,无进展生存期的指标获益则意味着上市许可与准入和报销,尽管卫生技术评估机构和消费者们都将仔细审查无进展生存期(PFS)这一数据。

然而有些研究可能会使用联合主要终点,以确保无论哪个研究终点均有效的。当研究得到这些结果时,决策者可以同时考虑两者的优缺点。研究者在利用总生存期提早做出决策之前,很可能已获得PFS相关数据,例如授权书的监管性提交。

患者自报告结局 例如健康相关生活质量,包括个人症状(见框1.1)和患者体验的测量指标,有助于除了临床效果的其他方面的更好治疗。新的治疗措施有望通过稳定或减少癌症相关症状以维持患者健康相关生活质量,尤其是在新治疗措施加入标准疗法后效果更为显著。当与标准毒性化疗组合方案进行比较时,新的药物作为单一治疗方法偶尔会对健康相关生活质量产生实质影响。监管者和卫生技术评估机构更关注患者的生存质量,因此他们不太会通过对生存影响小而对健康相关生活质量影响大的药物方案。

卫生资源利用数据 通常包括以下几个方面的资料:住院天数、家庭医生

访问次数、治疗不良事件的成本,以及参加临床治疗或随访调查患者需要支付的成本。以上数据均可用于成本效果分析。

疾病评估　是由当地医生和病理学家来进行(如实体瘤的 RECIST 评分标准或血液恶性肿瘤的特殊病种诊断标准)。对于影像诊断和病理标本的盲态独立中心评估,研究中心的评估者并不了解干预措施的分配情况和研究结局,最大程度减少当地评估者可能带来的评估偏倚。盲态独立中心评估可以规避监管者和卫生技术评估机构对研究结果的可靠性的质疑和批评,在开放性试验中更是如此。随着研究中越来越多地应用人工智能,这类偏倚也随之减少,也使评估过程更加方便和经济。

样本含量

Ⅲ期试验通常会涉及成百,甚至上千名患者。估计样本含量的基本原则如图 1.2 所示。在试验组和对照组中有两个至关重要的参数将会影响预期的治疗效果。两组之间差异越显著,试验所需样本量越小。非劣效性或等效性需要明确规定样本含量的允许变化范围(见图 4.1),这两种试验需要更多的研究对象,这是因为在临床效果有明显改善时,非劣效性或等效性试验的界值比优效性更低。该界值必须能被患者、临床医师和决策者所接受,可以由患者代表或几名临床医生集中讨论决定。

研究结果分析与解释

大量文献记载如何对Ⅲ期试验进行分析与解释[10,11],所有研究终点的数据都可以被归纳为 3 类,不同类别将决定不同的样本量计算方法、统计分析及合适的效应值类型。

- 连续型资料包括测量患者的某些指标,如肿瘤大小(mm)、健康相关生活质量评分及生物标志物表达水平。
- 二分类或分类资料是互不相容组别中研究对象的数量,如死亡/存活数量、复发/痊愈数量(两者均不考虑时间的因素)及肿瘤反应(完全缓解、部分缓解、疾病稳定和疾病进展)。
- 事件发生时间资料测量的是事先规定事件发生所需要的时间。如总生存期、无进展生存期和无疾病生存期。总生存期等同于死亡或存活,但同时强调患者死亡前的生存时间。

效应大小　是将两组的研究终点进行比较计算得到的一个值(主要是两者的差值或比值),有助于对新的治疗措施的研究结果进行解释与讨论(表 4.1)。效应值也可应用于不良事件、依从性和健康相关生活质量。在检查效应值时需要注意几方面的特征(图 4.3)。

表 4.1 常用效应量和统计分析

数据类别	效应量	产生效应大小、CI 和 P 值的统计分析
连续数据(对患者进行测量)	• 两种方法之间的差异 • 两个中位数之间的差异 • 回归系数(斜率)	• t 检验 • 曼-惠特尼检验 • 线性回归
二进制/分类数据(计算不同组的人)	• 相对风险(风险比)* • 比率 • 优势比 • 绝对风险差异 • 需要治疗的人数	• 卡方(χ²)检验 • 逻辑回归
事件时间数据	• 风险比 * • 两个中位数之间的差异 在特定时间点: • 绝对风险差异 • 需要治疗的人数	• Kaplan-Meier 曲线 • 对数秩检验 • Cox 比例风险回归

 * 与风险比不同,相对风险忽略了每位患者达到死亡等事件所需的时间:试验结束时的事件数量表示为每组随机患者数量的百分比(这些百分比是相对风险)。因为相对风险忽略了时间,所以它可能不如 HR 敏感。作者有时在出版物中使用"相对风险"一词,而方法部分表明他们实际上提供了风险比。CI,置信区间。

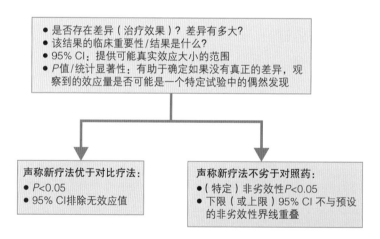

图 4.3 解释效应值的一般方法。无效值是指新治疗措施与对照组效应相同时的值(差值为 0,风险比、比值比或相对危险度均为 1)。效应值可应用于任何一种研究终点。CI,置信区间

　　Ⅲ期试验优效性研究如图 4.4 所示[12],事件发生时间研究终点可以得到 3 个不同的效应值。框 4.2 呈现的是研究结果的解释。表 4.2 对每个效应值进

行注释。新治疗措施与疗效之间的关系取决于所选择的特定效应值。通常，不同效应值得到的结论是一致的。但有时风险比提示研究收益十分显著（因为其仅测量疗效的相对数）时，而某时间点得到的中位生存期（无进展生存期）或事件发生率的差值（绝对数）变化却很小。

患者：在既往治疗后出现进展的 NSCLC，1 034名患者随机分组；442例≥50% PD-L1 表达
干预：派姆单抗，2mg/kg和10mg/kg，与多西他赛（对照）
主要终点：≥50% PD-L1 表达患者的OS
设计：优势试验（目标 HR 0.55 ）
主要结果：

处理	中位OS/月	HR 派姆单抗vs多西他赛（95%置信区间）	P 值
派姆单抗2mg/kg	14.9	0.54（0.38，0.77）	0.000 2
派姆单抗10mg/kg	17.3	0.50（0.36，0.70）	<0.000 1
多西他赛	8.2		

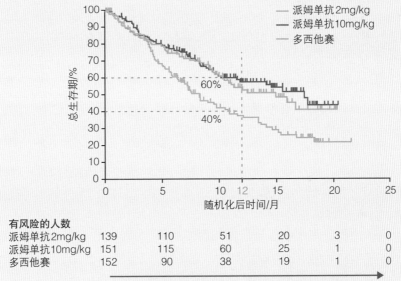

有风险的人数
派姆单抗2mg/kg　139　110　51　20　3　0
派姆单抗10mg/kg　151　115　60　25　1　0
多西他赛　152　90　38　19　1　0

随着患者发生事件（在这种情况下为死亡）或被审查，处于危险中的人数会随着时间的推移而减少

● 曲线之间的较大分离应表明较大的治疗效果
● 图上每个向上的破折号代表一个经过审查的患者（即在那个时间点还活着，但之后没有信息）
● 在长达 3 个月的时间里，3组之间的 OS 几乎没有差异。12 个月后，较高剂量的派姆单抗似乎比较低剂量的益处稍大（与毒性一起考虑）
● 在特定时间点（如在 12 个月）的存活率可以通过画一条垂直线找到
● 20 个月后有风险的患者很少，因此这里的任何治疗效果都不可靠

图4.4　KEYNOTE-010，Ⅲ期临床试验的一个例子。NSCLC，非小细胞肺癌；Pem，派姆单抗；vs，对比。该图经许可转载，引自 Herbst et al. 2016[12]

框4.2 对图4.4中试验的3个事件发生时间效应大小的解释

风险比(HR)

- 10mg/kg 派姆单抗与多西他赛相比,任何时间(存活到该时间)的死亡风险降低了50%(HR 0.50),而派姆单抗2mg/kg降低了46%(HR 0.54);两者都超过了0.60的目标HR。这在临床上是一个很大的好处
- 10mg/kg 派姆单抗的95%CI:真正的治疗效果(真实的HR)可能在0.36到0.70之间(如果进行了100个相同的试验,95的间隔应该包含真实的效果)
- 10mg/kg 派姆单抗的 P 值<0.000 1:意味着如果假设派姆单抗确实具有与多西他赛相同的效果(真实HR 1.0),仅偶然可以看到与HR 0.50一样大的效果[或更极端的 HR≤0.50,或在相反的方向,即 HR≥2(1/0.5)],但仅在不到10 000人中的一项具有这样的结果。因此,观察到的HR极不可能是偶然的,因此很可能反映真正的治疗益处

中位 OS 的差异

- 与多西他赛相比,10mg/kg 派姆单抗的中位OS从8.2个月提高到17.3个月(松散的解释:患者平均多活9.1个月)。这是临床上中等/大的益处

某一时间点的绝对风险差异

- 在12个月时,绝对风险差异为20个百分点(60% vs 40%):在100例接受10mg/kg派姆单抗治疗的患者中,对比100例接受多西他赛治疗的患者,多有20例可能存活。这是临床上中度/大的益处

数据来自 KEYNOTE-010[12]。CI,置信区间。

在满足比例风险假设情况下使用风险比是合理的(详见表4.2脚注)。但当 Kaplan-Meier 曲线出现交叉(例如前期获益明显而后期获益减少或消失,反之亦然)或异常形状时,单独使用风险比不再精确,最好是将几个特定时间点(界标分析)的事件发生率和中值进行比较。比较曲线下面积(即限制平均生存时间,RMST 测量的是随访时间内患者的平均生存时间、无进展生存期或预期寿命)也是可行的[13]。

非劣效性试验主要解释置信区间而非点估计值(见图4.3),非劣效性试验将于第五章进行举例说明(见图5.1)。

预后良好的肿瘤试验 图4.5展示的是滤泡性淋巴瘤一线治疗方法的研究结果。该疾病的结局良好以致于包括标准疗法在内的任何一种治疗方法都未达到 PFS 中位值。两种治疗措施的总生存期都很长并且极为相似,部分原因是研究资料尚未完善。同时也很好证明预后良好的癌症的总生存期很难发生改变。对于像隐匿性血液恶性肿瘤来说,下一次治疗时间(time to next anticancer treatment,TTNT)因其能直接反映患者管理上的变化,故可以作为临床研究结局。在本试验中相较于利妥昔单抗的23%,阿托珠单抗组有16%开始接受其他治疗措施[14]。该类型癌症的有效指标还包括阴性最小残留病变。

表 4.2　事件发生时间数据的 3 种效应大小 *

效应量	说明	注释
危险比 0.50	死亡风险降低 50%（在任何一个时间点，存活到那个时间）	• 相对效果的衡量 • 使用整个 Kaplan-Meier 曲线 • 假设风险比例 † • 使用风险评估功效
中位 OS(17.3 个月 vs 8.2 个月)	使用派姆单抗治疗的中位 OS 增加了 9.1 个月	• 衡量绝对效果 • 每条曲线上仅使用一个点（可能受偶然影响） • 易于患者和临床医生理解 • 使用时间评估功效
12 个月的存活率 60% vs 40%（称为里程碑分析）	在 100 例接受派姆单抗治疗的患者中，多有 20 例存活 12 个月	• 衡量绝对效果 • 每条曲线仅使用一个时间点（可能受偶然影响） • 所有患者都应随访到时间点，除非他们之前有过事件 • 可用于量化 Kaplan-Meier 曲线尾部的平台（长期效益） • 表示在一组接受治疗的患者中的"影响" • 使用风险评估的功效

* 请参见框 4.2 中的示例。这 3 种效应的大小表明了一种新疗法的疗效的不同方面。

† 在单个时间点发生事件（在本例中为死亡）的风险称为危险；两种危险的比率在所有时间点都应该相同（一开始除外）。vs,对比。

表 4.3　亚组分析可能得出的结论,以性别为因素进行说明
风险比,新治疗与对照治疗（如使用 OS 或 PFS）

男	女	结论
0.75	0.73	• 两个亚组之间的治疗获益大小相似-无亚组效应 • 确保可以为所有患者推荐治疗
0.45	0.75	• 治疗对所有患者都是有效的,但对男性的益处更大。 • 所有患者仍然应该提供新的治疗,但成本效益评估可能表明,它只值得对男性这样做
0.65	0.95	• 治疗对男性有益,但与对女性的对照治疗效果相同 • 或许只有男性才能接受新的治疗
0.65	1.5	• 治疗对男性有益,但对女性比对照差（即有害） • 或许只有男性才能接受新的治疗

统计"交互测试"比较了两组之间的风险比（如 0.75 vs 0.73）。$P < 0.05$ 表明风险比在数值上不同,表明治疗效果不同,而 $P \geqslant 0.05$ 不能为亚组效应提供足够的证据。OS,总生存期;PFS,无进展生存期。

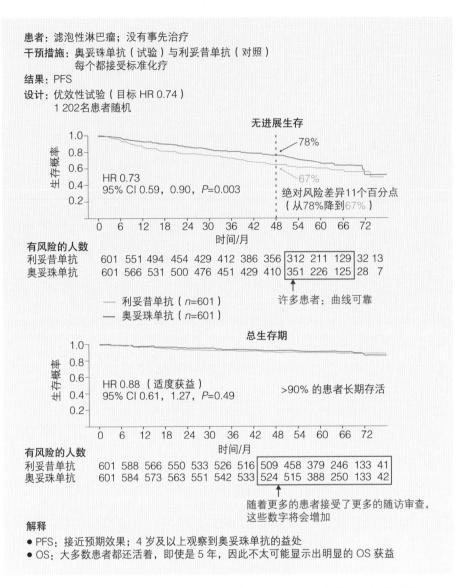

患者：滤泡性淋巴瘤；没有事先治疗

干预措施：奥妥珠单抗（试验）与利妥昔单抗（对照）
每个都接受标准化疗

结果：PFS

设计：优效性试验（目标 HR 0.74）
1 202名患者随机

无进展生存

HR 0.73
95% CI 0.59, 0.90, *P*=0.003

78%

67%

绝对风险差异11个百分点
（从78%降到67%）

有风险的人数

利妥昔单抗	601	551	494	454	429	412	386	356	312	211	129	32 13
奥妥珠单抗	601	566	531	500	476	451	429	410	351	226	125	28 7

许多患者：曲线可靠

—— 利妥昔单抗（*n*=601）
—— 奥妥珠单抗（*n*=601）

总生存期

HR 0.88（适度获益）
95% CI 0.61, 1.27, *P*=0.49

>90% 的患者长期存活

有风险的人数

利妥昔单抗	601	588	566	550	533	526	516	509	458	379	246 133 41
奥妥珠单抗	601	584	573	563	551	542	533	524	515	388	250 133 42

随着更多的患者接受了更多的随访审查，
这些数字将会增加

解释

● PFS：接近预期效果；4 岁及以上观察到奥妥珠单抗的益处
● OS：大多数患者都还活着，即使是 5 年，因此不太可能显示出明显的 OS 获益

图 4.5 GALLIUM 研究，一个针对预后良好的肿瘤类型的试验示例。CI，置信区间；OS，总生存期；PFS，无进展生存期；vs，对比。经许可引自 Townsend et al. 2018[14]

统计学显著性 *P* 值主要解决如下问题：假设在新的治疗措施不如对照组干预的情况下，所观察到的效应值是否只是偶然发现？得到的回答通常都是肯定的，但是 *P* 值可以对其程度进行定量。*P* 值取值范围是 0（无效）~1（有效）。治疗措施的效果越显著，*P* 值越趋近于 0。同样，*P* 值越小，证明治疗措施真实疗效的能力也就越强（如框 4.2 中所示）。

决策时通常将 P 临界值定为 5%(0.05)时,效应值有统计学意义(表示有可能存在真实效应,但并非确定无疑);$P \geqslant 0.05$ 时,两者之间差值不具有统计学意义。P 值等于 0.05 并没有科学依据,是人们在实践中逐渐形成的共识。

为了防止错误解读 P 值含义,统计学显著性必须与临床意义进行区分。没有统计学显著性不意味着新的治疗措施没有效果,只有在效果证据不充分时才可以这样认为。例如,死亡人数减少 45% 但 P 值为 0.12 意味着该疗效可能是但并非必然是一次偶然发现。我们不能因为 P 值大于 0.05 就认为该治疗措施根本没有效果[15,16]。相反,临床意义却更关注效应值(及其置信区间)本身,而不关注 P 值,更好的做法是将两者结合进行解释。对于一个疗效显著的干预措施,P 值大于 0.05 通常是由于样本量或事件发生不足,后者可以通过更长的随访时间加以避免。

意向治疗分析 可以通过随机化使不同组间的人口学特征保持均衡,因此它可以作为标准分析方法,常用于优效性试验。

符合方案分析 可以在意向治疗分析以外的场景进行应用,只对开始并依从试验干预措施的研究对象进行分析。意向治疗分析和符合方案分析可以应用于非劣效性试验,符合方案分析因不容易受到患者依从性的影响而有更好的效果。

不良事件分析 只包括那些开始试验干预的患者,简称安全性数据集或人群。

亚组分析

亚组分析是将研究对象按照某因素(如性别)进行分组并分析,检测各亚组(如男性和女性)的效应值。亚组分析可能产生的 4 种研究结果列于表 4.3。如果新治疗措施对一组人群有效而对另一组无效或有害并且按照该方案进行推荐,研究可能会得出某些重要结论。

以下标准可以确保亚组分析的可靠性[17]:

• 以所有研究对象为基础的整体治疗效果与任何一个亚组的置信区间都不会重合。常见错误是将每一个置信区间与无效值进行比较(如风险比为 1 或绝对危险度差为 0)。

• 交互作用显著($P<0.05$,理想情况下 $P<0.01$)意味着某一亚组的效应值与其他亚组的效应值存在显著差异。

• 不同组间治疗措施的差异化效应在生物学上是合理的。

• 独立试验的证据会加强研究结果。

当分析因素过多时,各亚组可能会得到错误结果。尤其是当基于所有研究对象的主要研究目的还未实现时,所以对各亚组的结论要极为慎重。

健康相关生活质量 可以通过不同方法进行总结(图4.6)。在癌症晚期,疾病进展将导致癌症相关症状加重和健康相关生活质量降低。因此,新治疗措施是否会减缓或推迟疾病症状就显得尤为重要,或是对疾病无影响,以此维持(或提高)健康相关生活质量。某些药物有严重的不良事件并因此损害健康相关生活质量。

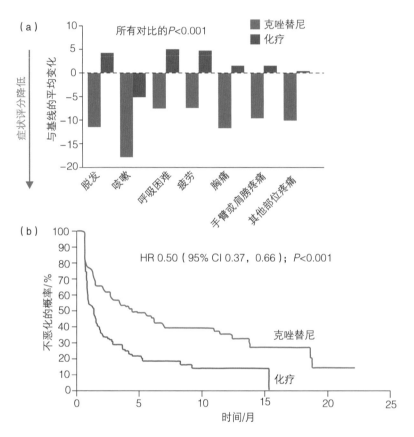

图4.6 在间变性淋巴瘤激酶(ALK)阳性的非小细胞肺癌晚期患者中应用克唑替尼VS标准化疗的试验中两种不同方法呈现健康相关生活质量数据。(a)条形图使用每个患者的真实评分(取均值)。研究结果的解释涉及以下几个方面:①每个症状的评分范围(0~100分);②有关基线信息的评分降低是否代表症状的改善或加重;③临床上显著改变的评分标准(5~10分)。克唑替尼的某些临床症状发生明显改变。(b)每个患者的评分被转换为事件发生时间数据;Kaplan-Meier曲线展示了咳嗽、呼吸困难和胸痛等临床症状逐渐加重的所经历的时间。试验必须规定临床上恶化程度显著的标准(如高于基线10分)。风险比则提示与化疗相比症状加重的风险是升高还是降低。图中描述风险比减半:意味着有明显改善。经许可引自 Shaw et al. 2013[5]

其他研究结局及其测量方法 第一章已介绍过关于不良事件资料的收集和报告以及治疗措施依从性的重要性[18]。在统计学显著性中,某些特定不良事件的发生率存在显著差异,但试验的生物学合理性及其效果的意义更为重大。

生物标志物的使用

生物标志物在Ⅲ期试验中发挥越来越重要的作用[19]。例如,生物标志物可以解释为什么只有某些患者会从治疗措施中获益。有时,公共部门和慈善机构的资金支持也依赖于试验方案中研究成果的转化。

肿瘤组织和骨髓穿刺液的收集是创伤性的,因此研究通常在基线时期或外科手术过程中收集这些标本。新的标志物的测量过程中影像学扫描结果也必不可少。

生物标志物(或任何其他患者和肿瘤因素)既可以作为诊断性的指标,也可以作为预测性的指标(图 4.7)。研究人员对发现有效并能指导癌症治疗措施(个性化或分层医学)的预测指标十分感兴趣。在患者中采用亚组分析可以对生物标志物进行完整的评估。尤其是试验方案中已对所选生物标志物进行预先估计的理想情况下。

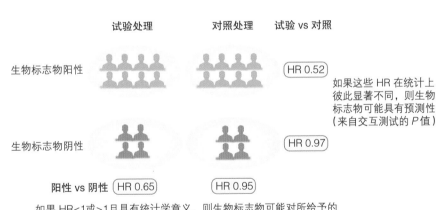

图 4.7 对诊断性与预测性生物标志物之间的差异进行例证(研究结局是总生存期)。(由于随机化)试验组和对照组间患者和疾病的特征是相似的,但在生物标志物阳性和阴性患者之间进行比较时,得到的结果可能又不同(多元回归分析可以应用于此)。诊断性指标:给予相同治疗措施患者中比较生物标志物阳性和阴性者。图中试验组的标志物仅是诊断性的(生物标志物阳性者可能比阴性者更容易存活,HR 为 0.65)。预测性指标:生物标志物阳性和阴性者间试验干预的效果不同。图中显示 HR 分别为 0.52 和 0.97(新的治疗措施对标志物阳性者是有效的,而对阴性者无效)。如果 HR 相同,则意味着新的治疗措施的效果不取决于生物标志物的存在(该标志物并非预测性)。HR,风险比

对预测性标志物进行成功定义的例子包括:用帕尼单抗治疗 KRAS 野生型转移性结直肠癌,以及应用派姆单抗治疗表达 PD-L1 阈值水平的非小细胞肺癌晚期。

监管机构和卫生技术评估机构将对生物标志物的回顾性发现持批判态度。

总体效益的解释

对一种试验药物或药物组合进行评估是以主要或次要终点的效应值为基础的,同时也要考虑不良事件、健康相关生活质量、患者自我评估报告和生存质量等其他方面的因素。

关键点

- Ⅲ期试验是评估针对标准疗法或安慰剂的新干预措施的最有效方法。Ⅲ期试验经常评估新的药剂,可用于评估新的手术干预、放疗技术或卫生服务提供政策。
- 随机化是 Ⅲ期试验设计的核心。如果要影响临床实践,试验必须足够大,以证明临床相关终点有显著改善。
- 试验必须包括旨在从新干预措施中受益的患者群体。
- 可以使用多种主要和次要终点;选择取决于癌症的类型以及是处于早期还是晚期(即预后良好或不良)。
- 试验分析必须在方案中列出,并准确反映在最终公布的结果中。
- 在解释试验结果时,必须考虑观察到的治疗效果的临床价值以及统计学意义。亚组分析需要非常小心。

参考文献

1. Kim ES, Bruinooge SS, Roberts S et al. Broadening eligibility criteria to make clinical trials more representative: American Society of Clinical Oncology and Friends of Cancer Research Joint Research Statement. *J Clin Oncol* 2017;35:3737–44.

2. Geller S, Koch A, Roesch P et al. The more things change, the more they stay the same: a study to evaluate compliance with inclusion and assessment of women and minorities in randomized controlled trials. *Acad Med* 2018;93:630–5.

3. Bhatt DL, Mehta C. Adaptive designs for clinical trials. *N Engl J Med* 2016;375:65–74.

4. Mauri L, D'Agostino RB Sr. Noninferiority trials. *N Engl J Med* 2018;378:304–5.

5. Shaw AT, Kim DW, Nakagawa K et al. Crizotinib versus chemotherapy in advanced ALK-positive lung cancer. *N Engl J Med* 2013;368:2385–94.

6. US Department of Health and Human Services et al. *Clinical Trial Endpoints for the Approval of Cancer Drugs and Biologics: Guidance for Industry*, 2018. www.fda.gov/media/71195/download, last accessed 2 June 2020.

7. Hackshaw AK. *A Concise Guide to Clinical Trials*. Chichester: Wiley, BMJ Books, 2009.

8. Korn EL, Freidlin B. Surrogate and intermediate endpoints in randomized trials: what's the goal? *Clin Cancer Res* 2018;24:2239–40.

9. Cherny NI, Dafni U, Bogaerts J et al. ESMO-Magnitude of Clinical Benefit Scale version 1.1. *Ann Oncol* 2017;28:2340–66.

10. Pocock SJ, Stone GW. The primary outcome is positive – is that good enough? *N Engl J Med* 2016;375:971–9.

11. Pocock SJ, Stone GW. The primary outcome fails – what next? *N Engl J Med* 2016;375:861–70.

12. Herbst RS, Baas P, Kim DW et al. Pembrolizumab versus docetaxel for previously treated, PD-L1-positive, advanced non-small-cell lung cancer (KEYNOTE-010): a randomised controlled trial. *Lancet* 2016; 387:1540–50.

13. Dehbi HM, Royston P, Hackshaw A. Life expectancy difference and life expectancy ratio: two measures of treatment effects in randomised trials with non-proportional hazards. *BMJ* 2017;357:j2250.

14. Townsend W, Buske C, Cartron G et al. Obinutuzumab-based immunochemotherapy prolongs progression-free survival and time to next anti-lymphoma treatment in patients with previously untreated follicular lymphoma: four-year results from the phase III GALLIUM study. *Blood* 2018:132(suppl 1):1597.

15. Hackshaw A, Kirkwood A. Research and methods: interpreting and reporting clinical trials with results of borderline statistical significance. *BMJ* 2011;343:d3340.

16. Greenland S, Senn SJ, Rothman KJ et al. Statistical tests, P values, confidence intervals, and power: a guide to misinterpretations. *Eur J Epidemiol* 2016;31:337–50.

17. Dehbi H, Hackshaw A. Investigating subgroup effects in randomized clinical trials. *J Clin Oncol* 2016;35:253–4.

18. Lineberry N, Berlin JA, Mansi B, Glasser S. Recommendations to improve adverse event reporting in clinical trial publications: a joint pharmaceutical industry/journal editor perspective. *BMJ* 2016; 355:i5078.

19. Freidlin B, Korn EL. Biomarker enrichment strategies: matching trial design to biomarker credentials. *Nat Rev Clin Oncol* 2014;11:81–90.

评估手术过程、放疗以及细胞和基因治疗的临床试验多种多样。其他类型的试验用于对影响人们行为和生活方式的干预措施进行评价,进而改善患者的临床症状和健康相关生活质量。临床试验的基本原则同样适用于非药物性干预,但每种类型的干预措施都有独一无二的特征和挑战。非药物性干预的挑战一般包括:缺乏盲法、确保干预措施实施过程中的高质量、均衡性和随机化的问题等。

新药物的临床试验通常是由厂商进行资助,在研究设计与实施过程中的重要资源有助于研究适应多元环境中监管机构和市场准入的需求。相反,许多手术或放疗的临床试验则是由几组外科专家或放射肿瘤学家组织进行,只局限于少数机构。

手术

手术(完全肿瘤切除)通常具有根治性目的,但像大型肿瘤的减瘤手术、肿瘤堵塞的移除、肝或肺部小转移灶的切除等其他手术过程都可以改善患者的症状或推迟疾病的进展。在疾病早期,手术可以作为唯一的治疗措施。然而,有关手术的高质量试验仍罕见。过去,约有 1/5 的手术试验因缺乏经费而被过早终止,同时有 1/3 研究结果尚未被发表[1]。新的外科技术的发展和随机化评估仍面临巨大挑战[2,3]。本章的图 5.1 和表 5.1 举例说明两种不同研究目的(非劣效性和优效性)的外科手术试验。

严密实施的外科手术试验将会出乎意料地改变临床实践。例如,子宫颈癌腹腔镜手术技术(Laparoscopic Approach to Cervical Cancer,LACC)研究治疗早期子宫颈癌时发现微创手术(腹腔镜下全子宫切除或机器人手术)比开放式根治性手术(剖腹手术)有更高的复发率(见图 5.1)[4]。这一发现使全世界开始重新思考腹腔镜或机器人手术可能带来的问题,在此之前微创手术是患者组的标准疗法。该实例有助于我们了解一项新的外科手术方法是如何在缺乏可靠的随机化试验证据的情况下应用于临床实践,这是因为研究认为获益(住院时间缩短及手术并发症减少)超过了假定的最小疗效影响(复发和死亡)。

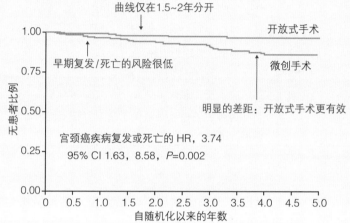

患者：新诊断的宫颈癌，ⅠA～ⅠB1期；体力状况评分 0~1 分，631 名患者随机分配
干预：使用微创手术（MIS；腹腔镜或机器人辅助）的根治性子宫切除术与开放式
　　　　根治性手术（ORS）
结果：4.5 年时的无病生存期（DFS）
设计：非劣效性（允许差 −7.2 个百分点）
对指定手术的依从性：MIS vs ORS：91% vs 88%
主要结果：4.5 年的 DFS：MIS vs ORS：86% vs 96.5%
　　　　　　风险差异：−10.6%（95% CI −16.4，−4.7）

曲线仅在1.5~2年分开

开放式手术

早期复发/死亡的风险很低

微创手术

明显的差距：开放式手术更有效

宫颈癌疾病复发或死亡的 HR，3.74
95% CI 1.63，8.58，*P*=0.002

无患者比例

自随机化以来的年数

有风险的人数

开放式手术	312	280	236	187	163	144	134	123	104	90	7
微创手术	319	292	244	192	167	155	142	121	102	80	5

其他关键结果：住院天数 3天 vs 5天
解释：在4.5年MIS与ORS相比，大约11名患者（每100名接受 MIS）存活且无癌症

这种差异具有临床意义；CI 包括允许的差值（−7.2 个百分点），因此未达到非劣效性。
支持 ORS 也具有统计学意义（CI 不包括 0）

图 5.1　未达到预期非劣效性目标的外科试验示例(宫颈癌腹腔镜方法试验)。MIS，微创手术；ORS，开放式根治性手术；vs，对比。经许可引自 Ramirez et al. 2018[4]

　　研究对象招募　许多符合纳入排除标准的研究对象拒绝随机分配手术治疗方案；他们希望外科医生能对自己进行最好的手术治疗,或者外科医生对手术方式的偏好会在不经意间影响到患者的决定。只有那些能保证均衡性的外科医生才能参与到随机化试验中。尽管有许多外科医生签署该研究,但如果他们发现某种手术优于其他手术时,外科医生的实际招募人数仍然很低。

　　在图 5.1 的示例中,该研究花费九年时间招募 33 个地区的 631 名患者。研究对象代表密切合作形成一份关于试验的知情同意书,同时为可能的研究

表 5.1　满足预期优效性目标的外科试验示例

患者：	乳腺癌,0~Ⅲ期;计划进行部分乳房切除术 235 名患者随机分配
干预：	肿瘤切除术,切除边缘周围的额外组织与不切除边缘周围的额外组织(边缘按常规定义)
临床结果：	通过病理学评估,切除组织上的阳性边缘(肿瘤接触标本边缘)
设计：	优势试验:预期正边际率15%(切除边缘)vs 30%(不切除边缘)
设置：	单中心(4 名外科医生)
符合指定的手术要求：	两种干预措施均为 100%
结果：	阳性切缘率:19% vs 34%(P=0.01) 第二次手术清除率:10% vs 21%(P=0.02)
解释：	切除边缘的使用显著减少了边缘阳性女性的数量,这也减少了第二次手术的需要

引自 Chagpar et al. 2015[6]。

对象拍摄视频等措施,有助于加快研究进度。研究也支持外科医生对描述试验细节,其中包括随机化的概念及其重要性[5]。

干预措施　药物制造可以进行标准化,而手术过程则需要结合外科医生的经验和技术、手术仪器和术后护理方式的选择。这为多个研究中心内提供一个新的手术增加了困难。

在图 5.1 的实例中,外科手术试验中试验组能否代表两种不同的手术过程(腹腔镜和机器人手术)存在争议,尽管两者临床效果相似。另外,因为特殊外科专家的存在,类似于机器人手术的技术只有在少数几个研究中心内才可以获得。在表 5.1 的案例中,试验方案明确规定了应被切除的乳腺组织的部位,同时外科医生也将紧随其后完成手术[6]。然而,组织体积不可能被标准化,因为组织大小取决于肿瘤体积和每个患者的体型。

对照组　对照组的选择至关重要。研究招募的试验组不太可能与未施加手术干预的对照组进行比较,因为癌症患者无法接受这样的空白治疗。有以下几个例外:

• 患者同时接受其他抗癌治疗措施,所以他们认为对照组较简单的治疗而并非无治疗

• 不接受手术效果更佳(例如避免长期神经损害)

• 复发率很低,不发病时容易治疗

许多外科手术试验将已应用于实践的手术过程进行比较。因此在评估手术技术时通常采用非劣效性研究而不是优效性研究。

可能的偏倚　手术试验不易采用盲法,所以在试验中研究对象所接受的干预措施是公开的。但这也会导致偏倚:

- 分配偏倚(外科医生决定患者所接受的干预措施,或者是随机分配后认为该干预不合理而取消该措施)
- 实施偏倚(外科医生根据被要求提供的手术方法改变其行为和技术)
- 评估偏倚(研究人员在已知干预措施分配的情况下,测量研究终点受到影响)

外科手术试验中,安慰剂手术方案很难实现。但仍可以通过以下几种方法控制偏倚:

- 确保随访过程中,研究人员不了解治疗措施的分配情况和患者结局(表5.1中评估手术切缘的病理学家不了解每个患者的手术干预)
- 尽可能在提供手术的过程中实施随机化原则(表5.1中,关于分配干预措施的说明书密封于信封中,只有在试验开始部分乳房切除后才能被打开)
- 需要科研护士和其他卫生专家向患者解释试验目的并回答问题,因为他们相较于外科医生会更公平

研究结局及其测量　效果的终点指标通常与药物试验相同。早期癌症施加干预措施目的是治愈疾病,无疾病生存期(或无事件生存期)是主要研究结局中唯一可行的指标。在图5.1中,微创手术的无疾病生存期的 Kaplan-Meier 曲线明显低于开放性手术,但其复发或死亡的风险几乎是后者的4倍(风险比为3.74)。外科手术的其他相关研究结局包括功能测量指标、健康相关生活质量、卫生服务和社会性因素,例如复工情况和医疗保健成本。特殊手术研究结局:

- 切除状况指标(如切缘阳性率)
- 术后并发症,如感染、持续出血、神经功能受损以及解剖结构和器官的损伤
- 30天死亡率

临床试验质量保证　充满挑战。手术训练从传统的师徒模式(首先观察有资历的外科医生进行学习,逐渐掌握手术过程的每一部分)转变为仿真能力训练以及机器人学习。当新技术被引进时,个体医生既要了解技术学习曲线同时也要掌握个人学习情况做出判断。

为完成临床试验质量控制,参与研究的外科医生在后续研究患者招募之前,需要确保手术干预措施的步骤最精简。或者,可以先对几个研究对象进行评估,外科医生依此做出决定是否要继续试验。有时手术通过视频记录,然后集中检查外科医生的操作过程是否可接受。但是这种方法的花费较高并且不易于组织和实施。

放疗

在某些时刻,约有一半癌症患者会接受放疗,它可以应用于癌症的任何阶段。很多年来,以高能 X 射线为基础的适形放疗都是标准治疗方法。新放射疗法是更直接且有针对性地向肿瘤组织提供高剂量射线。其中包括调强放疗、图像引导放疗、立体定向体部放疗、立体定向放射手术和质子束治疗。全身放疗可以为血液恶性肿瘤患者的干细胞移植做准备。内部放疗包括短距离放疗(肿瘤内部或周围植物放射线)和放疗性药物,即患者吞入或注入放射性物质。

新的系统药物(靶向药物或免疫疗法)可以结合精确的放疗,最大程度减少对健康组织和器官的毒性,目的是使局部肿瘤得到控制,研究得到的无进展生存期和总生存期与单独使用系统药物进行比较。

在发展中国家,由于缺乏合适的设备、放射肿瘤学家和放疗方法,评估放疗仍然是一个普遍的难题。对 clinicaltrials.gov (2007-2017)的所有癌症治疗试验进行回顾,研究发现放疗试验不像其他干预试验那样分布于全国或世界各地[7]。

放疗试验的目标包括剂量或治疗措施的递增或递减。两篇回顾性文章总结新的治疗方法如何产生并在临床试验中进行评估[8,9]。

研究对象招募 质子束治疗已在媒体上公布其效果,所以这些试验的经费并不成问题。然而,由于某些先进技术仅在少数癌症专家研究中心可以获得,从某种程度上限制了研究对象的纳入。是否能进入其他放疗试验取决于放疗种类以及研究对象获益和伤害情况。由于不同研究所提供的治疗方案存在显著差异,因此当放疗方案与完全不同的方案(如手术或口服药物)进行比较时,研究对象招募变得更加困难。

以非劣效性试验比较放疗和激光手术治疗早期喉癌为例说明研究对象招募是如何失败的[10]。非劣效性试验的研究目的是证明两种干预对复发率的影响是相同的,所以研究中其他因素会尽量保持均衡可比。相比于放疗需要在3~4 周的时间内随访近 16~20 次,人们更偏向于手术的方式(单独一次创伤性研究,之后有些患者可以回家进行疗养)。往返医院及医院检查的花费仍然是巨大挑战。如果同意手术随机化的患者很少,那么研究应尽早终止。

对于早期癌症,患者都将接受新辅助或辅助系统治疗,所以他们经常会认为放疗(作为附加治疗)可能会影响患者复诊。如果研究需要患者连续接受放疗,那么患者及其照顾者最好搬至最近的研究中心或住宿。

干预措施 试验可能会对不同类型放疗进行比较,伴有或不伴有其他抗癌治疗措施,同时评估放疗的时间与剂量。表 5.2 展示不同放疗组的比较。表 5.3 说明放疗的Ⅲ期试验涵盖广泛的研究终点[11-15]。有时研究也会评估作为放射增敏剂的试验药物,以提高放疗的效果。

表 5.2　在临床试验中评估的放疗(RT)干预示例

优效性试验	非劣效性试验	任一试验目标
• 放疗与不放疗(标准抗癌治疗后) • 同步放疗加标准全身治疗与单独全身治疗 • RT 期间(或之前)与全身治疗后对比 • RT 剂量高于标准剂量	• 放疗与手术或化疗 • RT 剂量低于标准剂量	• "新"放疗(如调强放疗或质子束)与标准适形放疗 • 短期放疗(例如,超分割)与长期放疗

RT 可用于:改善无进展生存期(PFS)、无病生存期(DFS)和总生存期(OS)等临床结果(如剂量增加);维持这些结果,但毒性较小(如剂量降低);减轻症状和减轻疼痛(如姑息治疗)。

表 5.3　放疗(RT)试验示例,说明了一系列目标和结果测量

患者	目标	试验 vs 对照	主要终点	结论
转移性癌症:扩散到椎管造成压迫(缓和)[11]	较少的 RT(症状控制):非劣效性	1 个分数(1 天)与 5 个分数(5 天)	流动状态	1 分数不劣于 5 分数,因此患者(临终)可以避免不必要的门诊就诊
前列腺癌:扩散到骨骼[12]	在标准疗法中加入 RT(改善预后):具有优势	镭-223 vs 安慰剂	OS	镭-223 将死亡概率降低了 30%,并将中位 OS 增加了约 3 个月
高分化甲状腺癌(治愈性)[13]	减少放疗剂量(降低毒性):非劣效性	析因试验: 1.1 vs 3.7GBq(放射性碘消融) 促甲状腺激素 α vs THW	术后 6-9 个月消融成功(甲状腺残余)	1.1GBq 不劣于 3.7GBq 促甲状腺 α 不劣于 1.1GBq 和促甲状腺素 α 可以在门诊给予(而不是标准 3.7GBq 和 THE 隔离 3~5 天)
咽癌(非转移性)[14]	高级 RT(降低毒性):优势	保留腮腺的调强放疗 vs 标准适形 RT	12 个月严重口干	与标准 RT 相比,每 100 名接受调强放疗治疗的患者在 12 个月内减少 54 例口干病例
晚期小细胞肺癌[15]	与标准 CT 相关的 RT 时机(提高生存率):优势	早期放疗(在开始 CT 时同时给予)与晚期放疗(在 CT 结束时给予)	OS	如果患者能够完成 CT 疗程,早期放疗可降低 27% 的死亡风险

CT,化疗;GBq,千兆贝克;THE,甲状腺激素停药;OS,总生存期;vs,对比。

放疗依从性　放疗依从性是临床试验中亟待解决的问题。外放疗需要患者在相对短的时间内多次复诊(如连续几周每天多次检查),以防止两次治疗间隔内癌症的增长和增殖。癌症患者通常是伴有合并症和身体疲劳的老人,所以往返医院可能会阻止其参加后续的研究阶段。同时,放疗的中止会对复发和生存产生负面的影响,进而减弱放疗的效果。

研究结局及其测量　放疗试验一般会用到标准的效果指标,如总生存期、复发或无进展生存期。根据研究问题的不同,试验中也会使用与毒性或症状控制相关的研究终点(详见表 5.2)。因为与放疗相关的毒性只有在接受治疗后几个月才能出现,所以随访时间长会导致新的问题的出现(尤其是在实施速度相对较快的前期临床试验)。放疗的远期效应包括邻近放射部位的皮肤、皮下组织及特定器官(例如肺部、心脏或膀胱)的纤维化(结痂或皮肤硬化)。

质量保证　在连续期间提供高质量放疗并非易事,尤其是在地理位置和放射肿瘤学家水平不一的情况下[16]。尽管研究中计算机程序的应用可以提高治疗措施的准确性和质量,但像调强放疗或适应性治疗这类先进的技术的引进无疑会增加研究的难度。

在决定放疗靶部位时,由于评估者间可能存在差异,所以进一步勾画靶部位的轮廓十分重要。在小型试验中,实时评估放射效果是可能的,但对于多中心的大型试验这一过程将会消耗大量的时间和成本。如果每一组的放疗方案都不够连续和精确,即使是设计精妙的试验方案也无法实现其研究目的。

目前,大部分放疗试验都包括以下几个方面:治疗方案的评估、试验方案的依从性、放射肿瘤学家对放疗靶区进行评价以及基本案例。详细的治疗方案将被集中评价。

细胞和基因治疗

细胞治疗需要收集患者的细胞标本并在实验室进行操作(有时进行基因实验),然后将其转化为患者的治疗方案。细胞免疫疗法是对患者本身的免疫细胞进行修饰,使其识别并攻击癌细胞。基因治疗则是修改并控制基因的表达水平或者清除患者细胞内的异常基因。细胞和基因治疗有时也被称为"先进疗法"。例如,嵌合抗原受体(chimeric antigen receptor,CAR)T 细胞疗法就是针对弥漫性大型 B 细胞淋巴瘤和急性淋巴细胞白血病的基因细胞免疫疗法。某些癌症患者在接受基因或细胞治疗后,癌症缓解率显著提高;其他患者则不对该治疗产生任何反应,疾病仍然复发。对于基因和细胞治疗,识别预后较差的患者尤为重要。

"先进疗法"临床试验只有在少数专业制造实验室才能进行。某些国家对"先进治疗"的临床试验(现阶段仍属于"高风险")做出特殊规定,要求在试验期间或未来 10 年内,对患者安全性和死亡率进行严密监测。

研究对象招募　因为细胞和基因治疗通常评估的是预后不良的患者,因此进入该试验对治疗癌症有益,尤其是儿童癌症患者。

研究设计　大部分的先进疗法试验是研究对象数量相对较少(20~100)的早期单臂(非随机)试验[17,18]。最近,Ⅱ期随机化临床试验也被应用于该研究中,分配比例有时可以达到 2∶1,吸引了更多研究对象的加入,这也就意味着参加该研究的患者中有 2/3 的机会得到试验组治疗(分配比例 1∶1 时只有 50% 的机会)。研究设计的基本原则同第二和三章所述。

研究结局及测量　效果指标同其他干预措施,但先进治疗试验不能评估患者的复发率和死亡率,因为某些情况下研究将消耗大量的时间。其他重要的研究终点可供选择:

- CAR T 细胞(或其他细胞)在血液中的持续时间
- 肿瘤反应(目标是完全缓解)
- 患者收集细胞并产生足够血液制品的生产能力
- 神经毒性和细胞因子释放综合征(细胞炎性反应)
- 测量血液中有反应和毒性的生物标志物

研究实施　主要有以下几方面的问题和挑战

- 尽管正在研发自动化系统以及第三方方法,但细胞治疗产品的制造仍需要耗费大量人力物力和财力。
- 试验开始前,明确试验操作规程(细胞购买、保存、生产和转运),必须符合药品生产质量管理规范(Good Manufacturing Practice,GMP)要求。
- 因为许多肿瘤类型罕见,所以实验室生产细胞的能力将取决于研究对象被发现并同意进入研究的时间(研究对象为避免癌症进一步通常会采用传统治疗方法)。
- 有关治疗效果和安全性终点的评估中通常需要不同种类的血样标本。
- 某些研究结局的测量可能不是标准实验室检测。
- 尽管有些治疗后的随访可以在当地医院完成,但如果研究对象想要参加试验,他们必须要长途跋涉来到具备试验能力的少数几个研究中心。

关键点
- 与药物试验相比,评估手术和放疗等技术的临床试验面临着独特的挑战,包括试验设计、质量保证和最小化偏倚。
- 向潜在患者(和外科医生)描述手术和放疗试验的方式需要谨慎,因为除了潜在的疗效益处外,患者还会考虑几个特征,如治疗持续时间和短期和长期副作用。

- 这些试验的质量保证应该是系统的并事先规定。
- 先进细胞或基因疗法的试验往往规模较小，需要对患者进行仔细的监督和监测。它们通常在专业的癌症中心进行。

参考文献

1. Chapman SJ, Shelton B, Mahmood H et al. Discontinuation and nonpublication of surgical randomised controlled trials: observational study. *BMJ* 2014; 349:g6870.

2. McCulloch P, Cook JA, Altman DG et al. IDEAL framework for surgical innovation 1: the idea and development stages. *BMJ* 2013;346:f3012.

3. Cook JA, McCulloch P, Blazeby JM et al. IDEAL framework for surgical innovation 3: randomised controlled trials in the assessment stage and evaluations in the long term study stage. *BMJ* 2013; 346:f2820.

4. Ramirez PT, Frumovitz M, Pareja R et al. Minimally invasive versus abdominal radical hysterectomy for cervical cancer. *N Engl J Med* 2018;379:1895–904.

5. Treasure T, Baum M. An approach to randomization into surgical clinical trials. *Br J Surg* 2017;104: 11–12.

6. Chagpar AB, Killelea BK, Tsangaris TN et al. A randomized, controlled trial of cavity shave margins in breast cancer. *N Engl J Med* 2015;373:503–10.

7. Liu X, Zhang Y, Tang LL et al. Characteristics of radiotherapy trials compared with other oncological clinical trials in the past 10 years. *JAMA Oncol* 2018;4:1073–9.

8. Thompson MK, Poortmans P, Chalmers AJ et al. Practice-changing radiation therapy trials for the treatment of cancer: where are we 150 years after the birth of Marie Curie? *Br J Cancer* 2018;119:389–407.

9. Sharma RA, Plummer R, Stock JK et al. Clinical development of new drug-radiotherapy combinations. *Nat Rev Clin Oncol* 2016;13:627–42.

10. Hamilton DW, de Salis I, Donovan JL, Birchall M. The recruitment of patients to trials in head and neck cancer: a qualitative study of the EaStER trial of treatments for early laryngeal cancer. *Eur Arch Otorhinolaryngol* 2013;270:2333–7.

11. Hoskin PJ, Hopkins K, Misra V. Effect of single-fraction versus multifraction radiotherapy on ambulatory status among patients with spinal canal compression from metastatic cancer: the SCORAD randomized clinical trial. *JAMA* 2019;322:2084–94.

12. Parker C, Nilsson S, Heinrich D et al. Alpha emitter radium-223 and survival in metastatic prostate cancer. *N Engl J Med* 2013;369:213–23.

13. Mallick U, Harmer C, Yap B et al Ablation with low-dose radioiodine and thyrotropin alfa in thyroid cancer. *N Engl J Med* 2012;366: 1674–85.

14. Nutting CM, Morden JP, Harrington KJ et al. Parotid-sparing intensity modulated versus conventional radiotherapy in head and neck cancer (PARSPORT): a Phase 3 multicentre randomised controlled trial. *Lancet Oncol* 2011;12:127–36.

15. Spiro SG, James LJ, Rudd RM et al. Early versus late radiotherapy as combined modality treatment for limited-disease small-cell lung cancer: a London Lung Cancer Group multi-centre randomised clinical trial. *J Clin Oncol* 2006;24:3823–30.

16. McDowell L, Corry J. Radiation therapy quality assurance in head and neck radiotherapy – moving forward. *Oral Oncol* 2019;88:180–5.

17. Abou-El-Enein M, Hey SP. Cell and gene therapy trials: are we facing an 'evidence crisis'? *EClinicalMedicine* 2019;7:13–14.

18. Ginn SL, Amaya AK, Alexander IE et al. Gene therapy clinical trials worldwide to 2017: an update. *J Gene Med* 2018;20:e3015.

第六章
研究设计与实施

临床试验需要严密规划,同时需要有能力处理复杂的试验步骤、制订规则与方针、与政府进行沟通、做出最好决策的专家参与。许多药物公司会雇佣商业合同研究组织(contract research organization,CRO)代替他们进行研究设计与实施。非商业组织(如学校和学术性癌症研究中心)通常自己开展研究。研究者发起的试验通常是由学术机构(赞助方)和药物公司(提供药物,有时还提供资金)合作开展。

图 6.1 是对研究设计与实施所需要的关键文件、步骤及审批的综述,将在后续过程中展开。研究者和赞助方同时要确保试验有充足的资金。非商业性研究需要从国家或国际政府组织、公共部门和慈善组织等一系列机构获得批准。

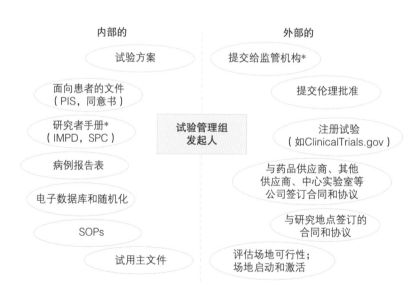

图 6.1 对发起人内部和外部的临床试验的建立要求概述。* 在试验药物和一些医疗器械的试验中是必需的。IMPD,试验药物档案;PIS,患者信息表;SOP,标准操作程序;SPC,产品特性总结

重要的角色

赞助方　要对研究设计、实施及资金等方面承担最终责任,同时要确保研究符合相关规定和方针,它可以是获批或未获批药物的制造商(药物公司),或是学校、医院和医疗保健机构。对于国际性研究,赞助方要对所有国家和地区的试验承担责任,或者将其委托给各个国家的主要机构。

项目负责人　是在申请监管机构或伦理委员会批准时被称为主要研究者的卫生专家,要对整个试验过程进行监督。项目负责人可以是疾病领域的意见领袖或药物公司的高级顾问,主要负责试验方案的构思。项目负责人会评估严重不良事件,对研究可能出现的问题做出及时反应。

各现场项目负责人　是某个特定的研究中心(现场)的负责研究实施的卫生专家。

对项目负责人的要求　项目负责人必须是有资质的卫生从业人员,具有药物临床试验质量管理规范(Good Clinical Practice,GCP)的知识技能认证,委任工作要在项目开始前完成。

试验管理组织或试验指导委员会　通常包括 6~10 名不同研究领域且试验所必需的专家(包括临床医生、科学家、统计学家、病理学家、临床协调员、卫生经济学专家)和患者代表。该组织由项目负责人主持,其主要责任包括对研究项目的常规监督、对赞助方进行报告、研究设计的改变和解决类似研究对象纳入不足等问题。该组织有时还要负责试验预算以及科研经费申请等[1]。

法规与方针

国际协调会议(International Conference on Harmonization,ICH)为研究实施提供基本原则[2],包括 GCP 和药品生产质量管理规范(GMP),前者在保证研究对象的安全性以及健康的同时,还能保证试验数据的完整性,后者则能确保药物的高质量(表 6.1)。

表 6.1　GCP 和 GMP 的主要特点

药物临床试验质量管理规范(GCP)	药品生产质量管理规范(GMP)
• 必须获得患者的知情同意	• 适当地建造制造设施和设备
• 对患者的潜在风险应低于可能的益处	• 高质量的生产流程,具有清晰的文档、验证和定期审核和质量控制
• 患者的权利、安全和福祉高于科学和社会的利益	
• 设计应该科学合理,数据的质量和准确性要高	
• 试验应由具有适当资格的卫生专业人员进行	• 员工经过适当培训并保证安全

不同国家的法规不同,规定临床试验的以下几个方面:

- 研究的纳入排除标准、知情同意和安全性
- 独立的伦理学审查
- 数据保护及隐私
- 人体组织的保存和使用
- 特殊人群（智力缺陷的成年人、儿童或青少年以及弱势人群）

临床试验的法律法规主要负责药物、细胞和基因治疗及某些医疗器械等方面。主要欧盟法规即欧盟临床试验法案（2001/20/EC），同时涵盖其 GCP 方针，被应用于欧盟各成员国[3]。欧盟 GCP 和国际协调会议 GCP 的规定中有明显重叠部分，但欧盟 GCP 在某些方面要求更简单。由于监管机构普遍接受国际协调会议 GCP，所以在商业性研究中国际协调会议 GCP 更受到青睐。

美国的临床试验通常遵循美国食品药品管理局（如食品、药品和化妆品法案及联邦法规）的规定[4]。获取个人数据需要由国家监管，如欧盟的《通用数据保护条例》（General Data Protection Regulation，GDPR）。

如果主要结局指标是血液、组织或尿液中的生物标志物，或者是探索性的转化试验，为了确保实验室技术、检测手段或诊断试剂的有效性和可靠性，必须遵循良好临床实验室操作规范（Good Clinical Laboratory Practice，GCLP）方针，同时 GCLP 也介绍了生物标本如何加工和保存。

手术和放疗等干预试验的法规相对较少，但他们也必须遵守基本要求：研究对象知情同意、数据保护以及独立伦理学委员会的批准。

文件

试验方案　是极为重要的文件，能确保试验流畅进行并且使不同试验现场保持相同标准。其目的是阐明试验的监管方针和建议均符合良好实践规范的要求。只有在试验方案被国家监管机构和当地伦理学委员会批准后才能进行纳入研究对象。试验方案主要部分的特点见表 1.2。

患者信息表（patient information sheet，PIS）　可以在患者知情同意前为其提供试验相关信息。PIS 以患者熟悉的语言进行介绍：

- 试验组和对照组干预措施
- 研究对象接收到的指令（临床复诊或检查）
- 施加干预措施后可能的效果和预期副作用
- 阐明数据隐私和保护以及数据和生物标本的获得和使用者
- 患者受损后的补救措施（责任和赔偿）以及患者发生严重事件或存在担心时的联系人员

知情同意书　患者在阅读完患者信息表后，必须在知情同意书上签署名字和日期（纸质或电子版），这也就意味着研究对象已了解患者信息表并愿意

进行试验。儿童癌症研究中,研究人员也可以将知情同意书交予其法人代表(家长、亲属或监护人)。知情同意书将由权威工作人员共同签署,法律要求研究中必须有知情同意书。

病例报告表(case report form,CRF) 连续系统收集与患者疗效、依从性和安全性相关的数据。有些试验由研究人员填写纸质版病例报告表并送至研究中心统一处理,然后数据被手动输入至安全电子数据库。或者是各个现场的研究人员通过电子病例报告(eCRF)将数据直接录入数据库。病例报告数据主要来源包括医院记录和试验评估或检查,而患者自报告结局调查问卷是由患者自己填写或面对面访问得到。

外部数据资料 研究结局或其他信息有时也可以来自该地区或国家的登记资料、医疗保险数据库或处方药数据库。随着个人电子设备和手机应用的普及,研究也可以收集患者直接报告的实时数据,如患者自报告结局。

标准操作规程(standard operating procedure,SOP) 确保研究中心或各现场的实施标准一以贯之。标准操作规程概述了研究设计与管理的关键流程,它可以用于研究人员的培训,同时 SOP 也向外部审查和监管人员说明试验操作过程是有条不紊的。SOP 包括以下几方面内容:

- 撰写试验方案(使用模板)
- 评估试验现场可行性及启动研究
- 随机化患者
- 报告不良事件、方案违反或严重违规事件
- 结束试验

试验总档案(trial master dile,TMF) 高质量数据的收集、处理和管理需要完整的试验总档案,TMF 可以以纸质版和电子版保存,试验过程中 TMF 数据不断更新。在研究协调中心,TMF 一般包括(药物试验)研究者手册或其他等价物、所有版本的试验方案、赔偿和保险说明、监管机构和伦理学委员会的申请书和审批文件、签署的合同和知情同意以及研究者的个人简历。在研究现场,TMF 还包括工作人员委任记录(列举出所有研究人员)、与赞助方的通信记录和严重不良事件报告。

研究者手册 通过实验室得到的证据对试验药物进行详细描述,其中包括药物的化学、毒理学和药理学机制,使用剂量,以及药物提供的方法。研究者手册由药物制造商进行制作和更新。如果上市药物只在许可条件下使用,那么欧盟监管机构则认可药品特征描述(Summary of Product Characteristics,SPC)而不需要研究者手册。

欧洲要求文件[试验药物档案(Investigational Medicinal Product Dossier,IMPD)]中包含试验药物的质量和安全性评价以及对照组或安慰剂的效应。如

果药物试验是非商业性的,那么研究需要提供调查员手册、药物特征描述及药物研究档案。

协议和具有法律效力的合同 是由试验中的赞助方和研究机构两者签订的。每个招募现场或医院制订的协议应明确规定赞助方和研究人员的责任,以及说明患者受到伤害时涉及的保险和赔偿问题(如医院疏忽或研究方案的问题)。其他药物制作和分配过程中的协议、转化研究中包括生物样本的选择、处理和储存等方面的实验室检测以及任何第三方服务的问题都要依试验方案而定。

伦理学审批

所有试验都必须事先由具有认证资质的独立机构进行批准,如机构审查委员会(Institutional Review Board,IRB)或研究伦理委员会(Research Ethics Committee,REC)。这些组织可以是学校或医院级,也可以是地区或国家机构。每个国家的试验都要求批准。IRB 和 REC 组织都是由专家小组以及非专业人员组成,目的是检查试验方案和所有面向患者的文件,以确定对于非专业人群研究是否合理、设计是否合适、信息是否明确以及是否存在明显的伦理学问题。

监管机构审批

评估药物的临床试验中,赞助方必须获得当地监管机构的支持,通过如临床新药(Investigational New Drug,IND)或临床试用授权(Clinical Trial Authorisation,CTA)申请(见表7.1)。监管机构会对临床前试验、剂量发现试验、人体毒性数据试验方案和患者信息表进行评估。如果有充分证据证明试验对患者安全,或患者的受益超过伤害,试验即可通过。在欧盟,监管机构的审批可以先提交至欧洲药品管理局(EMA),这是一个覆盖所有欧盟成员国的自愿协调程序。少数成员国更青睐于这种做法,尽管要比独立监管机构审查更长时间。

伦理学和监管机构审批期限 通常是一个固定的时间(提交申请后的30~60天),这段时间内机构需要迅速做出审批决策或者要求试验提供更信息。欧盟的临床试验必须在争取伦理学和监管机构审批之前,在欧盟药品管理局临床试验(EU Drug Regulating Authorities Clinical Trials,EudraCT)数据库进行登记,进而获得其特有的试验编号。

试验方案更改和重大修订 伦理学和监管机构可以在批准试验方案前更改试验方案和面向患者的材料,同时他们必须在试验方案实施前对研究者在招募或随访过程中提出的修改建议进行检查和批准。

药物生产和分配

赞助方(通常是制造商)必须详细阐述药物生产、药品生产质量管理规范(GMP)、依从性以及药物包装标签和运输过程(见表6.1)。有时医院使用库存药物作为试验干预,研究人员向患者发放药物时必须进行系统标记,如批次等标识。

在欧盟,制造商或进口商必须持有生产许可,使药物得以生产、进口或包装标签。根据GMP,质量受权人(通常是制造商员工或赞助方)必须对药物质量负责。在不同批次药物被运送至试验现场之前,质量受权人必须要签署允许其发放的证书。对于上市药物或在医院药店可购买的药物,不需要质量受权人签署运输协议,但如果赞助方想要对药物进行重新包装或标签,则要求受权人签署相关文件。

试验登记注册

所有试验都必须在国际认可的机构进行注册,例如临床试验注册中心和ISRCTN注册网站。

网络注册主要包括研究目的与设计的概述、预期招募研究对象的期限以及赞助方姓名。

注册临床试验能确保干预性临床试验公开透明,也可以使未来研究者确认该项目是否已经发表,但试验发表失败可能会引起研究者们的担心。研究人员也可以判断类似的临床试验是否已经完成或正在进行中。试验在纳入研究对象前必须进行登记,否则期刊并不会认可该试验提交的文章。

研究实施

图6.2展示临床试验的主要环节。试验可以先在少数研究中心进行并评估研究对象招募情况,以确保大型临床试验的可行性,同时提前发现研究实施过程中可能出现的问题并加以改正。

安全性监测　临床试验中不良事件监测与报告至关重要(即药物试验或医疗器械试验的药物警戒)。不良事件是指影响患者健康的疾病或症状,也包括异常生化指标或功能异常。不良事件与试验干预之间的因果联系可能存在,也可能不存在。与治疗措施相关的事件通常是不良反应或药物不良反应。不良事件不包括癌症进展或由于目标癌症死亡的情况。

有些不良事件可以被预测,有些却不能。某特定治疗措施的预期事件通常会体现在上市药物的处方信息或未批准药物的研究者手册以及试验方案中。

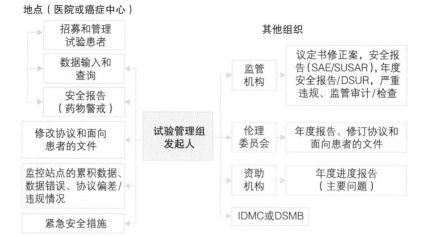

图 6.2　试验实施概览。只有药物试验需要与监管机构联系。DSMB，数据和安全监测委员会；DSUR，开发安全更新报告（特定报告期内收集的安全信息评估，仅针对特定试验药物）；IDMC，独立数据监测委员会；SAE，严重不良事件；SUSAR，可疑非预期严重不良反应

严重不良事件/反应（serious adverse event/reaction，SAE/SAR）　符合下面几个标准：

- 死亡
- 危及生命
- 住院率提高或住院时间延长
- 导致持续或严重的残疾或丧失能力
- 导致胎儿畸形或出生缺陷
- 导致临床医生判断的其他情况

如发现严重不良事件，应在 24 小时内向赞助方（协调中心）报告。可疑非预期严重不良反应（suspected unexpected serious adverse reaction，SUSAR）可能与研究药物存在因果关系，需要尽快进行特殊处理。致命的或危及生命的 SUSAR 必须由赞助方向监管机构进行报告，通常要求 7 天内在试验现场内进行通知。如果该事件是非致命或不危及生命，可以在 15 天内报告监管机构。批准试验方案的 REC 或 IRB 同样需要被通知。

紧急安全措施　如果试验过程中发现不可接受的不良事件或获得当前试验方案可能对患者有害的证据时，需要立即实施紧急安全措施。修改后的试验方案不再需要进行标准的伦理学和监管机构检查，但必须通知两个部门方案有所改变。紧急安全措施一般是降低药物剂量或增加其他纳入排除标准。

监测试验现场

试验监测通常由赞助方或委托人执行,监测水平或强度取决于试验复杂程度或可能给患者带来的风险。监测可以利用试验数据库或者可以由研究人员访问研究现场、获取患者资料和其他相关文件(现场监测)。资料来源如下:

- 检查知情同意书
- 比较患者记录数据、CRF 和试验数据库数据,判断是否存在录入错误
- 发现试验方案是否存在修改或偏差,这一部分的试验可能不符合方案,这些因素都可能对患者和试验数据有效性产生影响
- 试验期限内是否出现 SAE 和 SUSAR
- 发现容易造成患者恐慌的不良事件

审计和检查

许多国家都存在对赞助方办公室、试验协调中心、研究现场、药物制造厂以及生物标志物检测实验室的检查系统,尤其是标志物成为研究目的不可或缺的一部分。检查的主体一般是国家监管机构,需要预先计划好并且由意外或紧急的严重事件激活。试验检查通常维持 3~5 天,主要检查内容包括以下几个方面:

- 是否获得所有必要的监管或伦理学审批或签定好的协议
- 所有试验相关文件是否可得、完整并且有时效性,保险政策是否合适
- 是否遵循 GCP 和 GMP 方针
- 是否有明确的系统以监测安全性、不良事件以及可疑非预期严重不良反应并且及时报告

任何损害患者安全性的情况或严重问题都会导致检查者暂停或终止试验。不同于药物试验,赞助方可以决定其他干预措施对成年人有效的剂量,这一水平可以由赞助方团队内或团队外的研究人员确定。

正在进行中的独立检查和监测

独立数据监察委员会(Independent Data Monitoring Committee,IDMC)或数据安全监察委员会(Data and Safety Monitoring Board,DSMB)组织中有 3~5 人,其中包括与临床无直接关系的卫生专家和统计学家。该组织在研究对象招募、数据完整性、试验方案修改与偏差等研究中常见的问题中进行评估。在保密阶段,IDMC 成员也会对不良事件的详细数据以及不同试验组(有时甚至是双盲试验)的依从性和效果进行检查。检查主要是为了确保不良事件是可以接受的,或当试验可以获得疗效数据时,有助于判断患者受益是否超过伤害。

IDMC 也可以提出修改试验方案的意见,或由于治疗措施造成不可接受的不良事件时终止试验。其他终止试验理由见框 6.1。

框 6.1　试验未达到预期目标的原因("失败"或"否定"试验)

- 目标不再令人感兴趣,使试验过时
- 对照治疗不再是当前的标准临床实践
- 运行不力:站点缺乏兴趣,或患者因为不喜欢方案而不愿参与(例如,至少一项干预措施没有吸引力或需要过多的额外诊所就诊和调查)
- 事件发生率(例如,OS 的死亡人数)太低,使得主要终点的分析不可靠且无定论
- 对于优效性试验,包括在相关亚组分析中,没有一个主要或关键次要疗效终点显示试验干预具有统计学意义的益处
- 对于非劣效性试验,主要终点和其他关键终点的结果明显与非劣效性界限重叠,因此不能可靠地得出试验干预不劣于对照的结论
- 资助已结束,赞助商无法完成招募和/或跟进

统计分析计划

统计分析计划(statistical analysis plan,SAP)详细描述试验数据如何处理和展示,在试验结束时进行事先规定的亚组分析等特殊统计分析。在准备进行好数据库分析前,文件必须确定下来,目的是避免多种没有计划的统计分析,进而导致对结果的错误描述(数据挖掘)。同时计划中也包含如何进行数据分析:

- 多种疗效终点,尤其是试验中不止一个主要终点
- 提前从试验中退出的患者或失访者
- 数据丢失(患者无疗效指标)
- 重复测量(每个患者多次测量某一指标)

向监管机构和卫生技术评估机构提交的上市许可申请书中应包含统计分析计划。

试验结束

临床试验的正式终点(停止收集数据的时间)并非显而易见,只有在规定时间(研究对象招募结束后 3 年)或某一数量事件发生后才能出现,可能对资金和研究现场的选择产生影响。在观察性试验,尤其是从患者记录、地区或国家注册中收集到电子数据,试验方案都允许长期收集重要数据。

试验失败原因

现实中经常会使用"失败的试验"或"阴性的试验"这类令人失望的词

语。通常其意味着试验没有发掘新的信息或者可能浪费资源,尽管这两点很少见。框 6.1 为试验失败提供理由,但最好还是称之为"没有满足研究目的"。以 OS 作为主要研究终点,临床试验的死亡数过少以致于没有统计学显著性;如果以 PFS 为研究终点,虽然事件数量充足但却难以解释,所以决策者通常在 PFS/DFS 比值的基础上进行临床实践的改变,尤其是有其他证据加以佐证时。"失败的临床试验"这一概念会导致出版偏倚(试验失败的研究者不太会提交文章,杂志也容易拒绝该类文章),因此所有试验均应被发表。

关键点

- 国家法规适用于所有类型的试验,以确保患者在参与之前充分了解试验,并确保他们的安全和数据保密。
- 在招募患者的所有国家/地区,道德批准都是强制性的,药物和一些医疗器械的试验还需要监管部门的批准。
- 进行试验时需要许多文件,这些文件都包含在 TMF 中。该协议是一份主要文件,规定了如何进行试验。
- 监测和报告不良事件,特别是 SAE 和 SUSAR,是一项关键职能。
- 不符合计划主要目标的试验仍然提供有用的数据;结果应该公布。

参考文献

1. Hackshaw AK. *How to Write a Grant Application: For Health Professionals and Life Sciences Researchers*. Oxford: Wiley, 2011.

2. International Council for Harmonisation of Technical Requirements for Pharmaceuticals for Human Use (ICH). *Efficacy Guidelines*. www.ich.org/page/efficacy-guidelines, last accessed 2 June 2020.

3. European Commission. *Clinical trials – Directive 2001/20/EC*. https://ec.europa.eu/health/human-use/clinical-trials/directive_en, last accessed 2 June 2020.

4. US Food and Drug Administration. *Regulations: Good Clinical Practice and Clinical Trials*. www.fda.gov/science-research/clinical-trials-and-human-subject-protection/regulations-good-clinical-practice-and-clinical-trials, last accessed 2 June 2020.

临床试验的研究结果用途广泛(图 7.1)。本章主要概述期刊文章的发表、新的治疗措施的上市许可,同时介绍如何使用真实世界证据及 meta 分析的支持性证据。

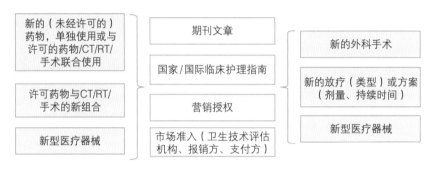

图 7.1　临床试验结果的使用情况。CT,化疗;RT,放疗

报告和发表试验结果

对于药物试验,法律要求对发表结果进行总结,并公布于国家监管机构[如欧洲临床试验数据库(EudraCT for EU trials)]或国际临床试验注册机构[如临床试验注册中心(ClinicalTrials.gov)]的网站上。欧盟临床试验终止时间或美国临床试验所要求的研究结局最终数据的收集时间应该限制在 1 年之内,但也可以合理延长该期限。临床试验结果的公开既要符合法律要求,又要承担相应的伦理学和科学的责任。

掌握相关要点即可简明扼要地描述临床试验的主要特点、清晰严谨的科学意义以及与研究结果一致的结论[1]。期刊主编和同行评审将对研究设计与实施、结果分析等过程进行评估(常常注意影响结果可靠性的主要问题),但同时他们也会关注该研究是否对科学界已知结论进行补充或更新。文章作者通常会对本试验的优点夸大其词,对缺点却轻描淡写。因此,邀请了解该试验的卫生专家,并对试验定量结果进行独立分析而不依赖于作者在摘要和文章中的观点非常重要[2]。

许多期刊都期望文章符合临床试验报告的统一标准(Consolidated Standards of Reporting Trials,CONSORT)的书写原则[3]。

就像主要结局不同于次要结局一样,试验中有时也会出现探索性的研究结局,可能是(试验方案或统计分析计划中)事先规定好的,也可能是事后意外出现的,都必须对其进行合理的阐述。

如果Ⅲ期试验能满足其研究目的,那么可能会对美国国家肿瘤防治网络(US National Comprehensive Cancer Network,NCCN)、美国临床肿瘤协会(American Society of Clinical Oncology,ASCO)及欧洲医学肿瘤学协会(European Society for Medical Oncology,ESMO)所制订的临床实践产生影响。

上市许可

判断新研发药物(医疗器械)是否可以进入临床实践,临床试验是最高级别的证据。在资助机构所在的地理区域内,制造商要想推广合法性新研发的药物必须获得上市许可证[4,5]。国家的监管机构专门(表7.1)负责对临床试验中产生的效果和安全数据以及其他支持性数据(如药物信息)进行评价,以确保试验过程中患者的获益超过伤害(图7.2)。监管机构也可以对临床试验实施与报告设立标准和方针。

表 7.1　国家监管机构和卫生评估机构(HTA)机构示例

地区	监管机构	HTA 机构
美国	食品药品管理局(FDA)	例如,医疗保健研究和质量机构(AHRQ);医疗保险、医疗补助和私人保险提供者
加拿大	加拿大卫生部	加拿大卫生药品和技术机构(CADTH)
欧洲	欧洲药品管理局(EMA)	
英国	药品和保健品监管机构(MHRA)	国家健康和护理卓越研究所(NICE)
德国	联邦药品和医疗器械研究所(BfArM)和保罗-埃利希研究所	医疗保健质量和效率研究所(IQWiG)
法国	国家药品和保健品安全局(ANSM)	卫生高级管理局(HAS)
日本	药品和医疗器械管理局(PMDA)	卫生、劳动和福利部(MHLW)
澳大利亚	治疗用品管理局(TGA)	药品效益咨询委员会(PBAC)

上市许可证中一般包含药物使用方法(例如,治疗层级、单独使用或与其他特定药物联合应用、剂量和给药途径)和针对的目标人群(例如,肿瘤类型或癌症阶段,可能对生物标志物进一步分类)等信息。监管机构对试验过程的任何改变(如原材料或提供方式)都要进行审批。

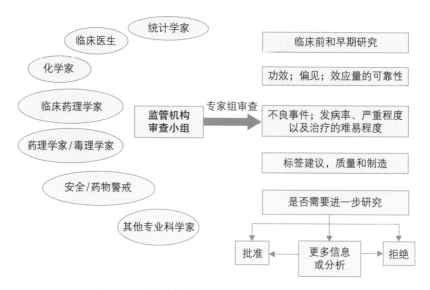

图 7.2 提供市场营销许可的典型监管审查流程

在欧盟,制造商可以向欧洲药品管理局申请覆盖全部成员国的统一上市许可,或分别向各个国家机构申请。长远来看,集中申请程序会更加高效,但针对不同国家的审查时间制订专门策略会更节省时间。

标准审查程序通常会花费 10~12 个月的时间,但监管机构也会提供其他审查方法,如美国食品药品管理局加速批准或欧洲药品管理局条件性批准,该方法以原始数据(Ⅱ期试验)为基础,可能取决于后续提交的更为完善的生存数据。对于创新性高的药物、疗效显著的新药物或罕见病的药物,试验审查过程是可以加速的(快速通道和突破性认定)。在上述情况中,Ⅱ期试验数据可以用于初始授权,从提交申请至最终决策所需要的审查时间在 60 天~8 个月左右。

对于相同干预措施或肿瘤类型,临床试验最好进行至少两次,并在不同地点实施,以确保治疗措施是有效的并且疗效的评估是可靠的。但是对于罕见肿瘤、需要大量试验现场或者治疗效果显著时,单独的研究也是可接受的。

针对儿童或青少年的癌症药物,赞助方将在欧洲儿科调查计划(Paediatric Investigation Plan,PIP)或美国儿科研究计划(Pediatric Study Plan,PSP)后提供有关药物疗效和安全性的完整数据,PIP 和 PSP 已发展为Ⅰ~Ⅲ期临床试验的一部分。

市场准入(报销)

市场准入是指新治疗措施(单独药品、新的药品组合或适应证药品)被引入常规治疗,并且任何合格的患者都能以合理价格购入[6]。国家卫生技术评估机构或市场准入机构会评估新治疗措施的临床疗效和安全性、目标患者的需求量、考虑药物成本后的价值以及提供医疗保健服务产生的影响。卫生技术评估机构和卫生保健机构可能会制订并讨论价格,或决定药物是否可以报销或资助(或程度),其中涉及推荐某种患者亚群使用该药物。

市场准入涵盖以下 3 方面:

* 卫生技术评估(HTA)机构:认真评价药物疗效、安全性、健康相关生活质量以及成本
* 医疗保健机构提供定价和报销比率(pricing and reimbursement rate, P&R)
* 处方药清单:包括不同国家、地区或医院的获批药物清单

某些国家的 HTA 机构也会对手术或放疗方法进行评估,但评估过程会更加简单。

从临床试验早期阶段开始的市场准入策略是由商业公司、临床医师、监管部门专家、卫生经济学家、医学联络员以及患者参与群体共同制订。其目的是确保Ⅱ期和Ⅲ期试验是在合适的患者群体中开展,目标地区的对照组是相关的,以及结局指标能被 HTA 机构接受。

监管机构关注新的治疗措施的效果和安全性,而 HTA 机构将在当地(本地区或本国)患者群体中进行评估(图 7.3)。因为各国市场准入过程和标准不同,其中包括评估治疗措施的方法,所以制造商需要开展 2 次及以上的临床试验才能满足不同 HTA 机构的要求。HTA 机构和监管机构在临床试验评估的几个重要方面存在显著差异(对比图 7.2 和图 7.3)。HTA 机构的提交文件中需要概述目标人群的现有治疗措施及需求,以及试验干预解决问题的机制。

患者亚组　提交文件中必须包含所有研究对象的信息,但 HTA 机构可能会限制患者亚组分析,因为该机构认为只要在关键性临床试验才能获得其最大疗效,如某特定生物标志物(如免疫治疗中 PD-L1 基因表达)的人群。

对照组　在符合伦理学原则的情况下,监管机构可以接受安慰剂(除某些标准疗法外或无治疗措施)作为对照,试验通常是优效性研究。当新药物和该地区存在的标准疗法属于同一级别时(如同为酪氨酸激酶抑制剂的吉非替尼和阿法替尼),HTA 机构更倾向于将两者直接进行比较,试验通常是非劣效性研究。

对照组不是标准疗法时,临床试验中提交的文件必须对所选对照组的合理性加以说明。不能直接比较时,也可以将新干预措施与其他疗法进行间接比较(见如下部分的网络 meta 分析)。

研究结局　总生存期(OS)是晚期癌症最常使用的结局指标。HTA 机构

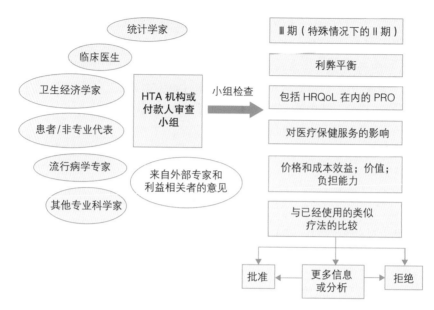

图 7.3　为市场准入和报销提供批准的典型 HTA 审查流程。HRQoL,健康相关生活质量;PRO,患者报告结果

不满意仅有 PFS 数据的申请书,或试验组和对照组交换程度过高是导致 OS 不能反映显著的疗效差异。消费者也会要求试验公布与癌症患者有关的替代终点,他们对生存质量和生存时间同样感兴趣,因此 HRQoL 和毒性数据必不可少。

患者便利性　当新药物批准为常规用药,HTA 审查者也会考虑新药物或医疗保健服务对患者产生的影响。例如,晚期肾癌治疗要求家中每日口服舒尼替尼,相比于需要皮下注射并且每周复查 3 次的干扰素治疗,前者更为方便。

卫生经济学评价

新治疗措施的临床试验数据在卫生经济学评价中不可或缺。这类分析中包括两组或多组干预措施间的比较、临床相关结局的疗效和成本。成本分析通常关注的是医疗保健机构引进新治疗措施的花费(例如,治疗措施、额外评估与检查和住院的花费)。经济学评价也会考虑患者成本(往返医院)以及社会成本(停工)。如果新治疗措施代替原有治疗,也会对节约费用进行评价。经济学分析种类繁多,是需要合理投入和假设的复杂模型。成本效果分析和成本效益分析应用广泛,其产出结果包括增量成本效果比值(incremental cost-effectiveness ratio,ICER,额外收益的对应的成本)以及根据临床效果和健康相关生活质量计算得出的质量调整寿命年(quality-adjusted life-year,QALY)成本。

系统综述和 meta 分析

针对同一肿瘤的相同干预措施的多个临床试验通常会得到不同的研究结果。系统综述是识别相似的临床试验并将其研究结果结合起来,为评估干预措施的疗效提供更为准确可靠的结果。系统综述是最高级别的试验证据,其权威机构包括考科蓝协作组织(Cochrane Collaboration)。试验应该做到随机化,不同试验中试验组、对照组干预措施应该分别相同。真实试验中,试验组、对照组干预措施可能有不同规定(不同剂量和观察时间),研究对象也很少相同,但这些临床试验大体上应是一致的。

系统综述需要明确研究问题、文献研究标准以及文章筛选原则。系统综述对符合纳入标准的文章进行评估并提取相关信息(效应值如风险比或不良事件),然后对研究质量进行评价。Meta 分析是将研究结果与统计分析相结合,有几种方法可供选择,如固定或随机效应模型;后者假设存在异质性,即不同试验的效应值存在显著差异。有些系统综述能获得患者原始数据;这些试验是进行个体患者数据的 meta 分析。

图 7.4 是森林图,同时展示个体效应值和 meta 分析计算得到的总效应值。

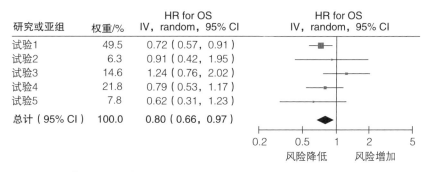

异质性:$Tau^2=0.01$;$Chi^2=4.45$;df=4($P=0.35$);$I^2=10\%$
测试整体效果:$Z=2.26$($P=0.02$)

图 7.4 Meta 分析的森林图。各组 HR 估计值不同,有些具有统计学意义。权重大提示研究对象和/或目标事件发生次数多,进而有助于提高研究的可靠性。菱形面积即为权重。疗效指标是 5 个效应值的加权平均数。总效应值是 0.8($P=0.02$)。异质性检查可以确定任何一组研究结果与总效应值之间是否存在显著差异:异质性 P 值=0.35,$I^2=10\%$($I^2=0$ 认为是无异质性,$I^2=100\%$ 提示不同质,通常我们希望 $P>0.05$ 或 $I^2<30\%$),本例中各组试验同质。df,自由度;IV,固定效应模型;random,随机效应模型;OS,总生存期

如果研究不是同质,则需进行异质性检验。

系统综述和 meta 分析经常用于决策制订过程,尽管审查小组是以个案形式评估试验的可靠性,但系统综述也可作为尚未获批的干预措施的支持性证据而应用于 HTA 的申请文件。对比单独临床试验,系统综述因其患者量大,所以能为亚组分析提供更为可靠的证据。

网络 meta 分析　网络 meta 分析是 meta 分析的一种特殊形式,是结合多种干预措施的疗效并进行评估的方法。尽管多种干预并不能在一组试验内进行比较,但可以对治疗措施进行间接比较。例如,干预措施 A 与标准疗法进行比较,同时干预措施 B 与相同的标准疗法进行比较,利用统计分析就可以对干预 A 和 B 之间的效应值进行估计。在两种干预措施不能直接比较的情况下(如同一类药物),该方法可以提供更多的信息。

网络 meta 分析可以结合直接或间接比较的临床试验。制造商会在 HTA文件中加入网络 meta 分析,目的是说明该产品的疗效要优于其他产品或与之相似,进而提供一种新的治疗方案,同时有利于该产品的卫生经济学评价。网络 meta 分析只有在充分证明试验条件相似的情况下才是可靠的,其中包括患者特征、对照组干预的提供方式以及随访时间。

真实世界证据或数据

尽管随机对照试验是评估新的治疗措施最可靠的方法,但仍有其局限性:

• 研究对象缺乏代表性,身体虚弱、预后不良以及伴随合并症的患者排除在外。

• 试验在专家研究中心展开,护理和管理标准高于其他肿瘤科室。

• 相比于日常治疗,他们会受到更多鼓励,因此试验组和对照组治疗措施的依从性更高。

限制性纳入排除标准以及良好的依从性使干预措施效果被高估,进而有利于该治疗措施的成本效果分析。

真实世界数据(real-world data,RWD:从多个来源收集患者资料)和真实世界证据(real-world evidence,RWE:对真实世界数据的分析)没有标准定义。数据可以从严谨的学术研究之外获得,例如常规临床治疗、居家治疗或社区治疗等环境[7]。收集真实世界数据的同时,也要考虑患者和肿瘤特征、患者结局(死亡与复发)和患者自报告结局等因素,但这些因素数量通常小于临床试验研究。RWE 在解决临床试验问题方面发挥越来越重要的作用。表 7.2 列出RWE 的用途。

真实世界证据来源　许多真实世界研究都是大规模的观察性流行病学研究,研究设计与分析问题存在已久。上市后(Ⅳ期)研究是 RWE 的主要来源

表 7.2　RWE 的一些常见用途

- 在大量常规实践中检查与特定治疗相关的疗效和/或不良事件
- 为网络 meta 分析提供疗效数据，以便在缺乏来自随机试验的直接比较的情况下，比较两种或两种以上的治疗方法
- 当大型随机研究不可行时，提供来自使用标准疗法的患者的数据，以便与来自试验治疗的单臂临床试验的数据进行比较
- 收集有关"现实生活"使用和新疗法体验的大量数据，包括依从性和 HRQoL（使用个人电子设备和手机应用程序）

之一，是指一种新药物在某地区或国家上市后由制造商开展的上市后监测（药物警戒）。这一研究既可以是自愿的，也可以是监管机构和 HTA 机构的要求。该研究主要是长期收集药物疗效和安全性资料，并发现关键性临床试验中遗漏的罕见不良事件。

RWE 的其他来源：

- 来自常规治疗、社区护理以及死亡登记的特殊疾病的地区性或国家数据库
- 电子病历数据库、商业性数据库（Flatiron Health）、医疗保险数据库和处方药数据库
- 特殊设计的前瞻性研究

在欧洲和美国，获取可靠 RWE 的研究项目正在研发中（如欧洲药物创新计划和美国食品药品管理局的 RCT-DUPLICATE 项目），目的是将 RWE 作为随机对照试验的补充证据以支持新药上市[8]。

RWD 的拥有者必须确保信息安全与隐私，尤其是其他组织或研究者将获取该信息时。

RWE 局限性　尽管 RWE 基于大样本人群，但仍不能克服固有的混杂和偏倚，只有通过随机化才有可能减少或避免混杂和偏倚[9]。以下情况 RWE 是不可靠的：

- 研究设计与实施远不及随机化试验
- RWE 来自某特定人群，研究对象缺乏代表性
- 研究存在方法和统计学问题：
  - 关键患者和肿瘤因子以及研究结局的数据缺失
  - 不能妥善处理严重的混杂和偏倚
  - 数据质量问题
- 盲法缺失会影响主观性指标，如患者报告结果

RWE 的统计分析方法比随机化试验更为复杂，所以研究结果的解释要足够清晰，不同研究方法可能产生不同研究结果，进而导致对治疗效果的高估或

低估。精确的研究方法有待进一步发展。

关键点

- 无论结论如何,都应公布所有临床试验结果。
- 基于对安全性和有效性数据的详细审查,新药品需要获得国家监管机构的常规使用许可(营销授权),以确保利大于弊。
- HTA/报销机构根据目标患者群体未满足的需求、临床益处和潜在危害以及价格(某些市场的成本效益)来评估新疗法的资金价值。
- 监管机构和 HTA 机构的要求、流程和重点往往不同。
- 系统评价和 meta 分析结合了同一干预措施的几个类似试验的信息。
- 通常从观察性研究和常规实践的健康记录数据库中为大量患者收集关于疗效和安全性的 RWE。该证据有助于补充随机试验数据,但存在固有局限性。

参考文献

1. Hall G, ed. *How to Write a Paper*, 5th edn. Oxford: Wiley-Blackwell 2012.

2. Greenhalgh T. *How to Read a Paper: The Basics of Evidence-Based Medicine and Healthcare*, 6th edn. Hoboken: Wiley, 2019.

3. CONSORT. *CONSORT Statement*. www.consort-statement.org, last accessed 2 June 2020.

4. US Food and Drug Administration. *Development & Approval Processes: Drugs*. www.fda.gov/drugs/development-approval-process-drugs, last accessed 2 June 2020.

5. European Medicines Agency. *How Are New Medicines Approved by EMA?* www.ema.europa.eu/en/news/how-are-new-medicines-approved-ema, last accessed 2 June 2020.

6. Toumi M. *Introduction to Market Access for Pharmaceuticals*. Boca Raton: CRC Press, 2017.

7. Sherman RE, Anderson SA, Dal Pan GJ. Real world evidence – what is it and what can it tell us? *N Engl J Med* 2016;375:2293–7.

8. US Food and Drug Administration. *Real-world Evidence*. www.fda.gov/science-research/science-and-research-special-topics/real-world-evidence, last accessed 2 June 2020.

9. Collins R, Bowman L, Landray M, Peto R. The magic of randomization versus the myth of real-world evidence. *N Engl J Med* 2020;382:674–8.